医療再生
日本とアメリカの現場から

大木隆生
Ohki Takao

a pilot of wisdom

目次

慈恵医大に辞表をだして退路を断つ／
収入と幸福度は正比例しない／絶対的に不利なオファー

第四章　意識改革で外科医局再生
――トキメキと安らぎのある村社会

はじめに

一二年に及んだ米国ニューヨークでの大学病院勤務に終止符を打ち、母校の東京慈恵《じけい》会医科大学附属病院（慈恵医大病院）に戻ってから九年が過ぎました。帰国した目的の一つは、当時日本より進んでいた米国の血管外科治療を日本にもたらすためでした。最新の医療で患者を治す外科医の喜びは世界のどの医療施設にいても同じですが、やはり母国の日本で、しかも母校の病院で治療に携われることにトキメキを感じたのです。

また、帰国後は独自の方法で慈恵医大外科医局の改革を進めてきました。私が帰国する少し前の二〇〇三年には慈恵医大青戸《あおと》病院の事件が大きく報道され、世間の強い批判をあびました。帰国した二〇〇六年は、「医療崩壊」が様々なメディアで報じられ、医療バッシングがつづいていた時期でもあります。医療ミスや医師不足が声高に叫ばれ、特に若手に「３Ｋ」と敬遠されていた母校の外科医局も他病院の例にもれず人数が減りつづけ、医療崩壊の悪循環にはまろうとしていました。その母校の外科医局を再生することも、帰国の大きな動機となったのです。

日本で医療バッシングが巻き起こった発端は、九〇年代の後半から相次いだ医療事故の報道でした。メディアは事故の報道から医療ミスの追及、医療バッシングへと過熱し、私の帰国時は日本中に「医療不信」の空気が蔓延《まんえん》していました。

しかし、日本と米国の両方で医療に携わった私の目から見れば、詳細は後述しますが、日本の医療バッシングは医療の不確実性を理解せずに結果責任を問うなど少々的外れなものに映ったのも事実です。

また、私の帰国時は、日本の医療を叩《たた》く一環として米国の医療環境や水準との比較も盛んに報道されていました。日本のメディア関係者が米国の医療現場を視察し、それと比べて日本の病院における患者待遇は劣悪だと報じる記事もよく見かけたものです。

「米国の病院では待合室に絨毯《じゅうたん》が敷かれ、コーヒーのサービスまであって患者を手厚くもてなしてくれるのに、日本の病院では狭い待合室で何時間も待たされたうえ、診療はたったの三分間だけ」。たとえばこんな具合です。

しかし、日本で紹介された米国の医療は、一部の富裕層だけが受けられるものにほかなりません。言わばビジネスクラスの料金を支払う一部の人だけが受ける米国の医療と、エコノミークラスの料金で国民すべてが公平に受けられる日本の医療とが比較され、報じられていただけで、決して日本の医療が米国と比べて劣っているわけではないのです。

さらに、米国で外科医として一二年近く活動した経験から、日本ではあまり語られない米国医療の影の部分も体験してきました。一言でいうと、過度の商業主義の結果、弱者切り捨てと疑心暗鬼が渦巻き、その対策として数々のチェックアンドバランスシステムや訴訟対策に膨大なお金を浪費する効率と満足度の悪い医療制度です。

医師の数で言えば、確かに現時点では日本の医師数は充分とは言えません。なかでも深刻な状況に陥っているのは、病院に勤める勤務医です。日本の勤務医は昔も今も長時間労働と薄給という悪条件のなかで、日々患者と接しています。とりわけ命に関わる産科医、外科医、小児科医は激務と「医療崩壊」「手術ミス」に伴うバッシングにさらされて疲弊し、続々と病院を去って行きました。彼らの多くが選んだのは、よりバッシングリスクの少ない開業医でした。二〇〇六年当時、こうしてますます勤務医が減り、仕事とストレスが増えるという悪循環に陥ろうとしていたのです。

それから九年ほど経った二〇一五年五月現在、「医療崩壊」と「医療バッシング」の波はだいぶ収まっています。医師不足は相変わらずで、特に地方は厳しい状況ですが、既成の医科大学の定員が増加され、二つの大学に三七年ぶりに医学部を新たに設置することが決定しました。といっても医師不足が急に解消されるわけではないでしょうが、いい方向へ向かっていることは確かだと思います。ただし医師過剰は医療費の高騰と過当競争を招くので、将来医師数が充足した暁には、二〇〇八年から約一四〇〇人も既存の医学部の定員を増やした分を元に戻すなどして、柔軟に対応する必要があるでしょう。

過酷な労働条件下のわが国の医療を長らく支えてきたのは医師や看護師の使命感をベースとした高い士気で、そのシステムは実はガラス細工のように脆《もろ》いものでした。医療事故をセンセーショナルに報道し結果責任を問う医療バッシングは、自ずと世間と患者の医療に対する不信感を煽り権利意識を肥大化させました。その結果、医療者の心の支えだった患者の笑顔や「ありがとう」が病院から消え、それが医療バッシングで萎縮していた医療者のモチベーションをさらに下げ、最後は「心が折れて」このガラス細工が壊れてしまったのでしょう。従って医療再生のためには労働環境の改善や医師増産だけでは不充分と言わざるを得ません。さらに、ＴＰＰなどの制度改正を通じてアメリカ型の信賞必罰とビジネスライクな医療が流入すれば、日本の医療は一層困難な状況に置かれるかもしれません。

私はこうしたことを念頭に様々なメディアで問題提起しながら、自らが身を置く医療現場である慈恵医大外科医局の改革を進めました。いわば小さな社会実験を行ったのですが、そのキーワードは「衣食足りたらトキメキを求めよ」でした。

以前から私はそう考えていました。帰国後は米国の大学病院にいたころと比べて年収は一〇分の一以下になりましたが、日本の給与も一家四人で衣食足りるには充分の額でしたのであまり不満はありません。そもそも衣食足りた先の過剰なお金は豪邸や高級車、クルーザーなど必需品でない物を買ってトキメキを得るための道具です。こうしたお金で買えるトキメキは、限定的なうえに飽きてしまいます。一方自分の腕で患者さんの命を救える外科医療には普遍的なトキメキがたくさんあります。

そこで、慈恵医大外科医局を再生する際のスローガンを「トキメキと安らぎのある村社会」と決めました。医師が使命感を胸に活《い》き活きと働ける環境モデルは、米国にはありません。むしろ、終身雇用制度を敷いていた昭和の日本型株式会社や、もう少し古い時代の日本にあった村社会のようなものに理想を求めたのです。

お互いを認め合い、切磋琢磨《せっさたくま》できる仲間たちが集う村。いい仕事をしたら患者さんの笑顔と仲間のほめ言葉があり、理不尽がなく一生雇用が安定している村。そんな医局をつくる努力をしたところ、一時期はかなり減っていた医局員が一九六人から二七七人へと大幅に増員し、明るく働きやすい環境が整ってきました。

この社会実験で行ったことと言えば、単なる意識改革で、お金は一銭も使っていません。仲間とともに医療を進化させ、患者さんから喜ばれることで社会に貢献している実感やトキメキを感じる——。すなわち、組織の在り様を本来の姿にもどし、忘れかけていた外科医療に元々内在するやりがいを再認識したのです。

情熱とアイデアで、米国で無給医から外科教授に上りつめたいきさつを交えた外科医療の醍醐味《だいごみ》や、米国の医療制度を反面教師とし意識を変えるだけでできた医局改革を医療再生の一ケースとして読んでいただくことは、医療従事者だけではなく享受するみなさんにとっても、組織や医療の一つの形として参考になるのではないかと思っています。

第一章　米国医療の光と影

一九九五年からの一二年間、私は米国のアルバート・アインシュタイン医科大学付属病院（以下アインシュタイン大学病院）に勤務していました。

私がアインシュタイン大学病院で働くに至った経緯、そしてそこでの日々については本当に様々な出来事がありました。それについては後ほど詳しくお話しするとして、まずは米国で私が実際に体験してきた医療の現場について、読者のみなさんに知っていただきたいと思います。なぜなら、米国における医療の実態を知ることは、日本の医療が今置かれている状況を理解し、その処方箋《しょほうせん》を考えていく際にとても有益だからです。

日本メディアがゆがめた実像

床にはふかふかの絨毯が敷きつめられ、待合室ではコーヒーのサービス、待ち時間はほとんどなく、診療はたっぷり一時間——米国の病院に、一時期こんなイメージを持っていた人は少なくないと思います。日本のメディアがこうした病院事情を盛んに取り上げ、米国の医療が素晴らしいものであるかのように報道してきたからです。

確かに米国にはゴージャスな病院もあれば、患者さんをホテル客のようにもてなす医療もなされています。しかしそれを体験できるのは、一人当たり年間四〇万円以上の高価な民間保険料を支払える中流から富裕層、あるいは大手企業の従業員だけでした。

国民皆保険制度のある日本では、すべての国民が医療保険に加入していますが、米国での公的保険はきちんと税金を納めてきた高齢の有資格者と貧困層、障害者向けのものに限られています。六五歳を過ぎた高齢者と障害者用の公的保険はメディケア、一定の条件を満たす低所得者用の保険はメディケイドといいますが、これらに加入しているのは米国民の二〇パーセントにすぎないのです。

六五歳以下のふつうの人々が医療保険を利用するには、それぞれ個人で民間医療保険会社の保険に加入しなければなりません。自動車の任意保険や日本の生命保険に加入するのと同じで、様々に分かれたプランから、身の丈に合った保険を選んで契約します。

しかし、この民間医療保険が実に高額なのです。最低額のプランでも一人当たり年間三〇万円ほど。多くの業種で経済的インセンティブ制度が導入されている米国には、法外な高給を得ている人もいる代わり、低賃金にあえいでいる人も大勢います。

もし年収三〇〇万円で暮らしている四人家族が民間保険に入ろうとしたら、一人三〇万円×四人分で年間一二〇万円。とても払える額ではありません。事実米国には、五〇〇〇万人、国民の約二〇パーセント前後の無保険者がいるのです。

ニューヨークに住んでいたとき、勤め先の病院前からタクシーに乗ったところ、ドライバーが左手に包帯をぐるぐる巻いて片手運転をしていました。

「その手、どうしたのですか?」と聞くと、

「いやあ、この前転んで痛みがとれないんだ」

「ちょっと診《み》てあげましょうか?」

車を止めてもらい、ドライバーの手を診ると、指を骨折しているようでした。病院へ行くよう勧めましたが、「保険がないから無理」と言います。

「ここ、骨が折れているかもしれないから、板を切って添えておくといいですよ。一カ月ぐらい固定しておけば治るでしょう」

そうアドバイスしたら、降りるときに二〇ドルほどの料金を受け取ってくれません。

「タクシーに乗ったんだから、代金はちゃんと払います」

と言うと、彼はこう言いました。

「いや、あなたは病院代をセーブして、僕の生活を助けてくれた。僕は保険に入っていないし、病院に行くと高額な治療費がかかるだろうから、行きたくても行けなかったんだ」

日本で医療を受けている人なら、大げさだと思うでしょう。でもこれは真実。本当にアメリカの医療費は異常に高いのです。

たとえば盲腸で手術して一泊二日の入院をすると、三〇〇万円前後かかります。盲腸の急な痛みで無保険のまま病院へ駆けこんだら、三〇〇万円請求される国なのです。つまり、無保険の中間層や低所得者層は、家族の病気がそのまま自己破産に直結するリスクを毎日負っているのです。ちなみに骨折した運転手に出会ってから、タクシーに乗るたび「医療保険に入ってますか?」とアンケート調査をつづけましたが、「入ってる」と答えた運転手は一人もいませんでした。つまり家族のだれかが深刻な病気になったとたんに自己破産する、言いかえると彼らは潜在的に毎日ギャンブルをしているのに等しい状態にあると言えます。

任意保険も高額なら、自費で払う医療費も高額。こうした事実はほとんど報道しないままアメリカ医療のいいところだけをクローズアップし、「日本もアメリカ並みの医療先進国に!」と日本のメディアは長年煽ってきたのです。

弱者を守れない保険制度

日本でも大きく報道されたように、二〇一四年からは米国でも新しい医療保険制度(通称オバマケア)が実施され、民間保険への加入促進、メディケイドの対象者拡大などを通じて国民皆保険化を図っているところです。

では米国に暮らす高齢者や低所得者は、どのようにして公的保険に加入するのか。あるいは、この保険でどの程度の医療が受けられるのか。低所得者用保険メディケイドの例で説明しましょう。

実は米国で生活を始めた当初、私はメディケイドに加入していました。無給の研究員としてニューヨークに移り住んだとたん、保険に入る必要性が生まれたのです。日本を離れる直前に結婚した妻の妊娠が、その理由でした。

もしそのままニューヨークで出産することになった場合、保険に加入していなければ相当な医療費がかかります。万が一出産時にトラブルがあって特別な医療を受けたりしたら億単位もの支払いを請求されかねません。最初に考えたのは、すぐに荷物をまとめて帰国することでした。しかし、その話をアインシュタイン大学病院の職員にしたところ、こう言われたのです。

「ドクター・オオキは確か、無給でここにいるんですよね。それなら生活保護を受けている人の保険に入れると思います。生活保護を申請してみたらどうですか?」

職員が教えてくれたのがメディケイドでした。しかし、そのときは無給でアメリカに滞在していたとはいえ、私は日本の大学病院に籍を置く医師。妻も同様に医師でしたので、まさか生活保護申請は受理されないだろう。そう思いながらも、職員のアドバイスを実行してみることにしたのです。

ニューヨーク市役所でもらってきた申請書類は、「自分はこれだけ貧乏である」ということを証明するためのものでした。借りているアパートの家賃、所有している車の車種と年式、過去三カ月の電話料金、銀行口座の残高など、かなり細かい項目が並んでいました。

私たちが借りていたのは、アインシュタイン大学病院と同じブロンクス地区にある月一三万円のアパート。日本への電話はコレクトコールでかけていましたから、電話代もほんのわずか。車はもちろん中古で、米国の銀行口座にある残高は九万円——これが申請書の中身です。

実を言えば日本の銀行口座には米国で一年間無給生活を送るために貯めた八〇〇万円が残っていたのですが、そこまでは調査されず、スムースに審査をパスしました。もし高級車や不動産を有していれば、それらを国にさし出さないとメディケイドには加入できませんでした。また当時年間九〇万円以上の収入を得ていると、資格は得られませんでした。

さて、メディケイドを利用した出産費用はいくらだったかというと、無料でした。しかし、低所得者用の保険ですから、受けられるサービスはごく限られています。病院は指定され、子供が正常分娩《ぶんべん》で産まれた場合、一二時間以内に退院しなければならない決まりです。助産院で長男が誕生したのは夕方の五時でしたから、翌朝五時には病院をでなければなりません。明け方に病院をでるくらいなら夜のうちに退院しよう、そう思って夜一〇時に出産したばかりの妻と産まれたての長男を車に乗せ、アパートへ戻りました。

出産後たった四～五時間のまだ血のついた赤ちゃんを自宅に連れて帰るなんて、日本の母親たちには考えられないことでしょう。メディケイド加入審査に受かり、無料で出産できたことは幸運でしたが、受けた医療の内容はやはり最低限のものでした。

メディケイドを実際に自分が使ったことで米国では医療にも大きな格差があることを実感できましたが、同時に在住数カ月の僕らを公的保険に加入させてくれた米国の懐の広さに感謝すると同時に、日本の皆保険制度のありがたさを初めて実感できたのでした。なお、ニューヨーク市からメディケイドで産まれた赤ちゃんには無料でミルクがもらえるMilk Stampが支給されましたが、申し分けなかったので使いませんでした。

病気になったら自己破産

米国の医療保険会社内部では、契約者に支払う保険金を「メディカル・ロス」と呼んでいる会社もあります。つまり契約者から得た保険料はすべて利益、そこから契約者に支払う分は医療費ではなく「損失」ととらえる考え方です。

株式会社ですから株主への配当を高めることが最大の「善」であることは理解できますが、あまりにも顧客の利益を損なうやり口が目立ちます。しかも、それを行っているのは、病気やけがで困っている人を治療するはずの医師なのです。

大手の保険会社は数百人単位で医師を雇っていますが、彼らの役割は顧客がかかった病院から送られてくる治療プランを査定し、支払い額をできる限り少なくすることにほかなりません。一例をあげましょう。

「御社の顧客であるスミスさんに大動脈瘤《りゅう》の手術を行いたい。ついてはその前にCTを撮りたいので許可していただきたい」

ある病院の血管外科からこんな申請書が送られてくると、保険会社に所属する医師たちは、この要求を断るために患者情報を詳しく調査し、たとえば以下のような理由で拒否します。

「この患者は六カ月前にもＣＴ撮影を行っているので、改めてまた撮影する必要は認められない」

日本の病院なら、治療についてその保険会社に許可を求めるなど考えられませんが、米国では治療どころかＣＴやＭＲＩなどの検査をするにも、いろいろ申請書を保険会社に送らなければならず、救急患者は例外ですが、許可なく施行した医療行為に対しては一銭も支払われません。しかも先方からは医師のサインつきで「リジェクト（拒否）」されることが少なくありません。インセンティブ制で働いている保険会社の医師たちは、顧客への保険支払い額を減らせば減らすほどボーナスが上がりますから、顧客である患者さんの身体状況と同時に自らの増収を考えて行動します。人を救うために学んだ医学知識を駆使して、患者さんの治療機会を奪うのは悲しい皮肉です。

一方、病院で実際の医療を行う医師たちもまた、インセンティブ制度のもとで働いています。もし保険会社に提示した治療を断られると、患者さんに不利益になるばかりではなく自らの収入にも響きますから、日々保険会社の医師と闘わなくてはなりません。

こうして立場の異なる医師たちがせめぎ合いをつづけているあいだ、患者さんは蚊帳《かや》の外です。たとえ年間四〇万～五〇万円もの高額保険に加入していても、自らが希望する医療を確実に受けられるとは限りません。もし保険会社の許可が下りない治療を選ぶとしたら、自費で支払うほかはないのです。

さきほど盲腸の手術代が三〇〇万円という例をあげましたが、心筋梗塞《こうそく》やがんなど高度な手術と三週間程度の入院が必要な治療ともなると、あっという間に医療費は数千万円という金額に達します。

国民皆保険で高額医療費に対する控除や貸付制度が受けられる日本では考えられないことですが、米国ではサブプライム問題が起きるまで、自己破産原因の第一位は医療費だったのです。

なお、みなさんも米国へ旅行する際に空港などで海外渡航者医療保険に期間限定で加入されたことがあると思いますが、加入していれば安心という訳ではありません。こうした保険には支払われる医療費に二〇〇〇万円前後の上限が設定されています。ですので米国旅行中に盲腸程度の病気なら問題ありませんが、交通事故で多発外傷や心筋梗塞、脳梗塞など高額の医療費がかかる不慮の事態に陥った際はこの上限をすぐさま超えてしまい、その差額分は自己負担となります。先日もカナダ人の妊婦がハワイ旅行中に予定より早い分娩を迎え、生まれた未熟児の医療費として一億円も請求されたことが話題になりました。無論、米国以外の国でこの上限を超える法外な医療費を請求されることは考えられません。

民間保険が招いた一家の悲劇

契約社会の米国では、違法すれすれの地点に落とし穴がたくさん仕掛けられています。最近では日本でもすっかり一般的になりましたが、たとえば米国で発売されている携帯電話の契約書。当時は、厚さ一センチほどもある小冊子に、細かい文字で契約事項がびっしり書かれていました。そのなかには「二年以内に解約した場合は罰金五〇〇ドル」という一文もあるのですが、大半の人はそこまで読みません。

そこでうっかり二年以内に解約して、五〇〇ドルを請求される人がでてくるわけです。発売元に文句を言っても「それが契約書に明文化してある以上、読み損ねたあなたが悪い」と言われておしまい。日本でも近年、そうした商法が一般化しつつありますが、法に触れなければ、だましたほうが勝ち。これがアメリカ全体に蔓延している考え方です。

民間医療保険にも、似たような例があります。私がアインシュタイン大学病院で手術をした患者さんの家族も、悲惨な目に遭いました。患者さんは胸腹部大動脈瘤で来院した高齢の女性です。胸からおなかにかけて大きく切り開いて人工血管を埋めこむ手術を行い、八時間後無事に終了しました。

しかし、回復はあまり思わしくありませんでした。高齢で長時間の手術を受けたうえ、肺の持病も悪化したため入院が長引き、退院したのは手術から五週間後。しかも退院時には介護が必要な状態でしたので、自宅ではなく介護施設への入所となったのです。

ある日、娘さんから電話がありました。

「保険会社が突然四〇〇万円を請求してきたんです」

詳しく事情を聞いてみると、彼女の母親が加入していた医療保険には年間入院日数と介護施設滞在日数に上限が設けてあり、それを超えた分の四〇〇万円を保険会社に請求されたとのことでした。さらに、今後の介護費はすべて自己負担になると通知されたそうです。

「急に四〇〇万円なんて用意できないと言うと、それなら自宅を売却して支払うよう言われました。あわてて弁護士さんに相談したら、契約書には保険会社側の言う通りのことが書いてあるし、母のサインもあるので、会社側の請求を断るのは難しいそうなんです。私も改めて契約書を隅々まで読んでみると、確かに小さな字で入院や介護日数のことが書いてありました。もう私たち、どうしたらいいのか……」

さきほどの携帯電話の契約書とそっくりです。泣きながら話す娘さんに心から同情しましたが、残念ながら私の力でどうなる問題でもありません。結局、娘さんは両親の家を売って父親と借家で暮らしながら、母親の介護費を工面する道を選びました。

しかしそれからほどなく、母親は施設で息を引きとったのです。住み慣れた家と妻をつづけて失った父親は強いショックを受け、心療内科施設に収容されました。契約内容を吟味しないでサインした結果、この家族と似たような道をたどった人たちは全米中に大勢いることでしょう。

ちなみに、大手医療保険会社の社長たちはこうして医療費を削減し、年間数十億円超の給与を得ています。その法外な報酬は、健康に不安を抱え、無理をして高額医療保険に加入した人々の血と涙の結晶でもあるのです。

経営手腕を問われる幹部ドクター

さて次に、病院の医師と保険会社の医師とのせめぎ合いについて、私が体験したことをお話ししましょう。まず予備知識として、日本の大学病院と米国の大学病院における雇用システムの違いについて説明します。

日本の大学病院では新米医師であれベテラン医師であれ、すべて病院直属の職員です。これに対し、米国の多くの大学病院が直接雇っているのは看護師、麻酔科医、放射線科医、病理医ぐらい。それ以外のスタッフは、各診療部が雇っています。

実は米国では、各診療部が病院内に場所を借り、それぞれが独自に経営しているケースが多いのです。私が所属していた血管外科診療部も、アインシュタイン大学病院に賃料を払って診療部長が事実上経営していました。米国の大学病院における血管外科、脳外科などの診療部門は、百貨店にコーナーを持っているファッションブランドのようなもの、と言えばより分かりやすいかと思います。

百貨店に入っているブランドショップは、売り上げがあがればより高いテナント料を払ってコーナーを拡張することもできるでしょう。ただし、利益を追求するとリスクも高くなり、売り上げが下がれば縮小を余儀なくされてしまいます。

それと同じように、各診療部も格差がありますし、売り上げ次第で病院の外来ブースや手術室の占有率が変化します。つまり各診療部は独立採算で、そのトップは、医師であると同時に事業主としての経営手腕も問われるのです。

私自身も二〇〇二年からアインシュタイン大学病院の血管外科部長として、全体の運営を任されました。診療部長には部下のボーナス額決定を含め強い予算権が与えられていたのですが、部下となった外科医六名と看護師、事務員ら総勢三七名のチームの士気向上の策は後述する日本での組織運営とはちがってとてもシンプルでした。それは極めて米国流の手法で、手術件数や論文数等の評価項目を設定し金銭的インセンティブを付与するというものです。部長として病院とのテナント料の交渉もしました。患者さんの増加で五個の外来ブースでは手狭になったため、「今より五〇〇万円余計に払うから血管外科の外来ブースを六個に増やしてほしい」と要求しました。要するに、医師は自分たちで稼いだドクターズフィー（手術代）は自由に使えるのです。ドクターズフィーという概念がなく、手術代や入院費を含めすべての診療報酬（売り上げ）を病院が一括して請求・受領し、そこから医師やナースの給与を支払っている日本の大学病院では考えられない交渉です。

やっかいだったのは、保険会社との交渉です。日本の大学病院なら診療報酬の請求は病院の事務スタッフが一括して行いますが、米国の大学病院ではこれも各診療部で独自に雇った事務職員が行います。

前項で例にあげたように、動脈瘤手術のためのＣＴ検査を保険会社に拒否された場合、こちらはさらに「いや、この患者の場合、確かに六カ月前にもＣＴを撮ったが、○○の理由で再度ＣＴ検査の必要がある」などと書いた書類を送ります。

それに対し、保険会社はまた別の理由を探して拒否してくる。こちらは三たび「ＣＴ検査はぜったい不可欠」との書類を送る……といったやりとりをくり返すのです。ただし、アメリカは訴訟社会ですから、あまりにも患者さんをないがしろにしたやりとりをしていると、患者さんから訴えられかねません。そこでお互い防御を固めながら、より有効な交渉ができる人材を確保します。こうしてシステムはますます複雑化し、書類の山を築きながら無駄なお金を浪費するいたちごっこをつづけているのが現状です。

私がアインシュタイン大学病院の血管外科部長になったとき、部内全体で三七人のスタッフを雇用していました。そのうち外科医は七人、保険請求専用スタッフも七人。つまり外科医一人に対して保険請求スタッフも一人必要だったわけです。ちなみに現在勤務している慈恵医大病院では、六〇人の外科医に対して保険請求スタッフは二名という割合ですから、その差は歴然。米国の医療システムは、外科医一人一人に専属の保険請求要員がついていないと医療費を回収できないほど煩雑で、効率が悪いのです。

保険請求スタッフには当然医療に関する高度な知識や機転が要求されますが、やはり個人の能力には差があります。そこで私が診療部長になってから、保険請求スタッフを統括するマネージャーを置くことにしました。部下となったドクターたちと同様に保険回収率を一パーセント上げるごとに一〇〇万円だす、というインセンティブをつけて募集したところ、とても優秀なマネージャーに恵まれました。人材市場が流動化しているので優秀な人材はお金で雇用できる、というのも米国の一つの側面です。

アインシュタイン大学病院では血管外科医七人で入院費用とは別会計のドクターズフィーを五億円以上得ていましたが、そのお金もこうした経費にだいぶ回さなければなりません。米国式の医療制度は、時間的にも金銭的にも実に無駄が多いのです。なお病院は我々が請求するドクターズフィーとは別に入院費（ホスピタルフィー）を保険会社から得ています。

こうしてお話しすると、米国の手術代もたいへん高額と思われるかもしれませんが違います。例えば大動脈瘤手術の手術代（ドクターズフィー）は日本のほうが高いのです。米国で法外に高いのは一泊一〇〇〇ドル以上もする入院費用のほうです。ただし外科医は少数精鋭ですので、結果として高収入となります。

「アメリカを見習って、日本も医療にもっと金をかけるべきだ」

これも日本のメディアでよく言われます。米国の医療費はおよそ三〇〇兆円でGDP（国内総生産）の一七・一パーセント、それに対して日本は一〇・三パーセントと先進国中最低の比率です。

私自身も、日本は医療費をもっとあげるべきだと思ってはいます。しかし、その使い方に関しては、決して米国を見習うべきではありません。三〇〇兆円にのぼる米国の医療費のうち、約二割に当たる七〇兆円（日本の医療費総額の約二倍）は、事務費などの間接経費として空しく消えていきます。患者さん、つまり国民の健康や幸福とはまるで関係ないところで、拝金主義者の分捕り合戦によって膨大なお金が費やされているのが米国医療の実情なのです。

通報と内部告発は市民の義務

ここまでで、医療のあり方、医師の姿勢が日本と米国では大きく違うことがお分かりいただけたと思います。もう一つ、看護師の役割も日本と米国では少し違うのです。

日本の看護師は看護と同時に医師の補助的な役割や、患者さんと医師のあいだをつなぐ仲介者のような役割を担っていますが、米国の看護師はさらにペイシェント・アドヴォケイト（patient advocate＝患者さんの代理人）という役割を担っています。分かりやすく言えば、医師が患者さんに対して適切な医療を行っているかどうか、チェックするのも看護師の仕事のうちなのです。

米国の病院で働く医師は、勤め先との契約によって、行える医療が明確に決められています。米国の医師免許を取得した私は、血管外科医としてアインシュタイン大学病院と契約しました。従って、行える手術も血管外科領域のものに限られます。日本にいた当時胃がんの手術を数多くこなしていたからといって、胃がんの手術はできません。

ちなみに米国の病院はオープンシステムですから、私のように大学専属で診療を行っている医師だけでなく、近隣で開業しているドクターもアインシュタイン大学病院の手術室を使えます。手術が必要な患者さんがクリニックにきたときは、クリニックから病院の手術担当部署に連絡し、手術室を予約する仕組みです。

予約の申しこみを受けた手術室担当者は、その内容が契約と一致しているかどうかコンピュータでただちに照合します。たとえば、「来週水曜日、ドクター・オオキの胃がん手術を行いたい」との申しこみを受けて調べると、PCの画面上には「不一致」と表示されます。手術室の看護師がその旨を医療安全部に通報すると、医療安全部のスタッフは間髪を容れず私に電話してこう言うでしょう。

「ドクター・オオキ、あなたには胃がん手術をするオペレーティング・プリビレッジ（手術特権）はありません。胃がんの手術はおやめください」

最近日本で学内倫理委員会の承諾を得ずに行った保険適応のない先進的な腹腔鏡手術に

よる事故が問題となっていますが、米国ならこうしたチェックシステムがあるので未然に防げていたでしょう。慈恵医大青戸病院の事故も同じです。

また、手術室内において不正な行為や医療ミスと思われることを目撃した場合も、看護師は迷わず内部告発に踏み切ります。内部告発といっても、日本のようにうしろめたさを感じる看護師はまずいないでしょう。セントラルパークでだれかが暴行されているのを見たら警察に通報するのと同じで、自分の組織内で犯罪性が疑われる行為があれば告発するのが当然の義務、という考えが浸透しているからです。

しかもアメリカでは、医師に対する信頼が日本ほど高くありません。というより、看護師も患者さんも「医師性悪説」にもとづいて行動している様にすら感じます。開業医にも勤務医にもインセンティブが与えられ、手術を多くこなせばそれだけ儲かる仕組みですから、「医師をしっかり監督していないと、自分の利益のために不要な手術をされかねない」と思われているのです。

こうしたチェック機構が働いて、実際には医師もあまりむちゃくちゃなことはできませんが、裏を返せば前述した保険会社の審査や医療警察的な組織などチェック機構の発達も、医療不信や医師不信の産物にほかなりません。

相互不信の患者と医者

インフォームドコンセントという言葉は、既に多くの人が知っていると思います。米国で八〇年代から急速に広まり、それが日本にも輸入されて、言葉だけはもうかなり浸透したようです。

医師が病気と治療法について患者さんに説明し、患者さんはすべて理解したうえで最終的に自ら治療法を選択する、というのがインフォームドコンセントで、日本では「説明と同意」と訳されています。

米国でも日本でも、かつて治療方針は「父権主義（パターナリズム）」にもとづいて決定されていました。その権威主義を逆手にとって商売のために不要な治療をする医師の出現や社会問題にもなった医療ミス事件などを契機にこれを改めて、患者さんの「知る権利と選ぶ権利」を尊重することで患者さんを守ろうという趣旨のインフォームドコンセントが普及しました。

では、インフォームドコンセントは、患者側の利益をはかるためだけに行われているのでしょうか？　答えは「ノー」です。医療者側から見たインフォームドコンセントは、こうなります。

「私は病気のことも治療法も、あなたにすべてお話ししました。治療の途中、あるいは結果として起こり得る合併症や副作用についても、確かに説明しました。あなたはそれを理解し、承知したうえで治療法を選びましたよね。では今後、どんなことが起きても自己責任です」

つまり医師にとっては、あらかじめ治療に伴うリスクをすべて並べ、クレームを避けようとする自己防衛手段でもあるのです。

アインシュタイン大学病院で無給の研究員をしていたころ、私は外国人医師たちがまず合併症の説明から患者さんにするのを見ていました。

「手術は全身麻酔で行うので、心筋梗塞《こうそく》の発生率が三パーセント、脳梗塞は二パーセント、腸閉塞が一パーセント。あ、それから手術による死亡率も五パーセントあります。さあ、どうします？　手術を受けるか受けないか、自己責任で決めてくださいね」

いきなりこう言われたら、患者さんは困惑し、医師に不信感を抱くと思います。保身のための言いわけから語る人を、命を預ける医師として信頼するのは難しいでしょう。なぜみんな、言いわけから始めるんだろう？　不安を抱えて助けを求めて病院に来ている患者さんに縁起の悪い話ばかりして、何か変だな、と私は思いつづけていました。

使命感をもって人と関わるとき、リスクの心配と同時にお互いの信頼関係を築くことも同等かそれ以上に大事だと私は思うのです。訴訟対策としてインフォームドコンセントが医師のアリバイ作りとして本来の趣旨と違った形で普及した結果、米国の医師と患者さんのあいだには、ますます深い溝ができたような気がしてなりませんし、残念ながら日本も同じ方向に進んでいます。

信頼ベースの医療が成り立ちにくい国

米国の医師によるインフォームドコンセントを目の当たりにした私は、それを反面教師として「言いわけから入らない信頼ベースの医療」を目指しました。高齢者の病気である血管病の手術、特に重い大動脈瘤の手術には、心筋梗塞、脳梗塞、腸閉塞など合併症も起こり得ますし、手術中、あるいは手術後の死亡例も決して少なくありません。

しかし、必ずしもそれらのリスクを全部こまごまと患者に説明しなくてもいい、と私は考えています。すべてを説明したうえで、「さて、それぞれのリスクはお分かりでしょうから、どの治療法を選ぶかはあなたの責任において決定してください」などと言ったら、かえって患者さんからの信頼は得られないでしょう。そこで、治療法は手術しかなく、その手術をすることによって患者さんの明らかな延命などのメリットが得られると判断したら、私はたとえばこんなふうに患者さんにお話しします。

「私が診る限り、あなたの病気は手術をしたほうがいいでしょう。いくつかリスクはありますが、放置するより得策だと思います。『この医者は信頼できる』と思ったら任せてください」

外科医としての実力も自信もないままこんなことを言ったとしたら問題です。しかし、ある程度の経験と自信、手術の明白な正当性（適応）があるなら、リスクの羅列ではなく、信頼を築くために言葉と時間を使いたいと思っています。

「専門的なことは分からないし、ましてや治療法の決定など難しい。信頼できるお医者さんを見つけてその医師に誠心誠意治療してもらいたい」

命に関わるような大手術を決定するようなとき、これが大多数の人の本音ではないでしょうか。ただし、例えばがんの治療のように手術以外に薬や放射線など他の治療法が存在し、それぞれの治療法の優劣に関して議論の余地が残っている場合や、治療法の選択が患者の価値観やライフスタイルによって変わる場合などは、本来のインフォームドコンセントの趣旨にのっとり、患者さんと充分に相談して決めなくてはなりません。

米国でも日本でも、手術を行うためには患者さんから同意書をもらわなければなりません。同意書には、手術方法やそれによるリスクについて医師が書きこむ欄があります。米国の手術同意書はより細かく記入しないと訴訟問題に発展してしまいますが、私はアインシュタイン大学病院時代も基本的に信頼ベースの治療を行ってきました。力及ばず患者さんが死亡したことはありましたが、米国で裁判になったことは一度もありません。

日本も近年米国に倣って医療訴訟が増加していますが、治療の経過や結果に満足が得られなかったとき「ミスがあったのではないか」と患者さんや家族が疑心暗鬼になって司法に訴えるケースが大半のように思います。医師を心から信頼できないまま治療を受けると、手術の傷の感染など、ミスと関係なく一定の割合で起こる合併症でも、「ミスかもしれない」と疑ってしまうのです。逆に言えば、医師と信頼関係で結ばれている患者さんが多くなれば、医療に不信感や不満をいだく患者さんは減るでしょう。インフォームドコンセントの趣旨には賛同していますが、それを額面通り運用すると、患者さんからは医師のアリバイ作りに聞こえてしまい、かえって医療不信を増長させる側面があることを認識すべきです。

医療裁判の異常な損害賠償額

三〇〇兆円に及ぶ米国医療費の約二割が事務費などの間接経費として消えていくことは先に述べましたが、医療裁判にかかる費用も半端ではありません。

たとえば二〇〇五年に、ニューヨークの法廷で衝撃的な判決が下されました。脳性麻痺《まひ》で産まれた子供の親が起こした裁判で、「子供が麻痺を持って産まれてきたのは、医師が帝王切開に踏み切らず、自然分娩を強行したための医療ミス」だとして、産科医に「二〇〇億円の賠償金を支払え」という評決がでたのです。

米国の裁判では、一般市民から無作為に選ばれた陪審員の評議で賠償額も決まります。この裁判では、原告側の弁護士が脳性麻痺の子供を出廷させ、並みいる陪審員の感情に訴えました。

「みなさん、この子を見てください。あのドクターが帝王切開を行っていさえすれば、この子は今頃学校へ通い、バスケットボールをしていたかもしれない。しかし、実際はこの姿です。あのドクターのせいで、この子の人生は台無しになった！」

日本人の感覚では「過剰」に思える演出ですが、これは効果的でした。陪審員はみな涙、涙……これがそのまま産科医に科す賠償額のつり上げにつながっていったのです。

この事件では、もう一つ賠償額アップの要因がありました。裁判の過程で被告が偽証していたことが発覚し、賠償額が加算されたのです。これを懲罰的賠償（punitive）と言います。

それにしても賠償金二〇〇億円との判決には驚きましたし、産科医療にも大きな影響を与えました。訴訟社会の米国で働く医師は例外なく、「もし裁判になったら」と意識しながら仕事をしていますが、産科医たちのその思いが一気にヒートアップしたのです。

その結果、帝王切開が増加したそうです。訴訟のリスクをほんの少しでも減らしたい、という思いが頭をよぎることで不要な帝王切開が増えたのです。産科医だけではありません。外科系の医療全般が、訴訟を恐れてどんどん防御的になっています。

内科系医師に比べて訴訟の危険性がより多い外科系医師は、高額な医師賠償責任保険に入っていなければ先述した手術特権を病院から得ることはできませんので、例外なく加入しています。私も掛け捨てで年額およそ七〇〇万円の保険に入っていました。といっても、米国では七〇〇万円の保険料を病院が支払ってくれます。ちなみに、現在日本で払っている医師賠償責任保険料は六万円です。七〇〇万円と六万円という金額の違いは、そのまま日米における訴訟リスクの差でもあります。それだけ米国では訴訟リスクが高いのです。ただし、米国時代の保険料は病院あるいは診療科もちでしたが、日本では自分のポケットマネーから支払います。このため六万円のほうが、実は医師にとっては負担なのです。

しかし、一度も医療裁判を経験していない私の米国での保険料は、これでも安いほうでした。自動車保険と一緒で、医師賠償責任保険も事故を起こしたことのある人は保険料が高くなるのです。私の友人の血管外科医は、年間二〇〇〇万円の保険料を請求されていました。実績次第で高収入を得られても、ライバル医師や保険会社との闘いに鎬《しのぎ》を削り、患者さんからの訴訟に怯《おび》える米国のドクターたちは、あまり幸せそうには見えません。

そんなドクターと関わる患者さんたちは、保険会社の不誠実な態度に怒り、医療費の異常な高さにあえいでいます。医療を施す側も受ける側も満足度が低いのが、米国医療の真の姿なのです。

医療過誤を審査する第三者機関

ここまで米国医療のマイナス面ばかり並べてしまいましたが、見習うべき点もあります。疑問のある医療行為を調べる第三者機関が整備されていることも、その一つです。

この機関はニューヨーク州ではＯＰＭＣ（Office of Professional Medical Conduct＝医療行為監視委員会）といって、各州が公費で設置しています。各委員会に所属する専属医師が、病院関係者や患者に疑念をもたれた医師を調査して白黒を判定する仕組みです。処罰は行政処分で、医師免許剝奪《はくだつ》から、懲戒、免許停止プラス再教育、勧告、無罪放免などの段階に分かれ、無罪以外はインターネット上に実名が公表されます。

日本では医師が医師免許を剝奪されることはめったにありませんが、米国では厳しい処分が多く、免許剝奪も決して珍しいことではありません。実際、ニューヨーク州だけでも毎年三〇人前後の医師が免許を剝奪されているのです。

実は私も二度ＯＰＭＣの調査を受けたことがあります。どちらも無罪放免でしたが、どのように調査されるのか、私の例をお話ししましょう。

二〇〇二年のこと、ニューヨーク州のＯＰＭＣから自宅に手紙が届きました。私が行ったＸさんの治療について事情を聞きたいので出頭せよ、との内容でした。Ｘさんの病名は腹部大動脈瘤。放置すると破裂し死に至る病です。従来の治療法はおなかを大きく切って大動脈瘤を人工血管で置き換える大掛かりな物しかなく、以前から後述するステントグラフトの開発に没頭していました。しかし二〇〇〇年ころからステントグラフトがズレるなどの弱点も露わになってきましたので、もっといい方法はないかと考えていたときに着目したのが、当時米国で開発されたばかりの手術用ロボットです。ロボット手術ではおなかを大きく切開せずに腹腔鏡を使いながら人工血管を縫い込むのですが、従来の腹腔鏡手術に比べて三次元的な視野が得られることやロボットの手の可動範囲が大きいことから、腹腔鏡では成し得なかった大動脈瘤手術が低侵襲で可能になるかもしれないと考えたのです。そこで、腹腔鏡手術の専門家だった消化器外科医とチームを組んでブタを使った実験を日夜繰り返しました。半年の間に二〇頭に人工血管置換術をし、手術方法を確立し、ついで学内倫理委員会に患者でこの方法を行うための研究計画書を提出し許可を得ました。

Xさんの大動脈瘤はステントグラフトに不向きな形をしていたので、ロボット手術が良いと判断しました。おそらく世界初の試みだったロボットを用いた大動脈瘤手術は難渋しましたが血管外科、消化器外科のチームで完遂。しかし、残念ながら術後に脊椎麻痺などの合併症が生じ、手術から二カ月後にXさんは亡くなってしまったのですが、新しい手術で合併症が生じたことに不審を抱いた病院内のだれかが、それをOPMCに内部告発したようなのです。

私の審査を担当したのは、引退した血管外科医でした。血管病治療を知り尽くした相手ですからいい加減な弁明は通用しませんし、プロがプロを公正に裁くので理不尽さは感じませんでした。Xさんのケースでは、倫理委員会の許可を得て実施していたこと、十分な準備と人員を揃えて臨んだこと、患者本人も世界初であることを承諾していたこと、さらに「医療に一〇〇パーセントはない」ことを理解してもらえ、無罪となりました。さらに、「今回のことで開発の歩みを止めずに、次世代の医療を切り開いてください」と励まされました。これが警察や検事だったら違った結果になっていたかもしれません。

日本にはOPMCに相当する機関がありませんでしたので、いきなり警察が介入するか裁判所で裁かれることになりますが、残念ながらこれまでうまく機能していたとは言えません。二〇一五年になってようやく大きな前進がありましたが、これについては次の章で述べたいと思います。

合理的な米国の専門医制度

日本でも米国でも専門医制度が設けられていますが、その実態はかなり異なります。始めに結論を言えば、米国の専門医制度のほうがずっと合理的で、これは米国の医療で誇れる数少ないものでもあります。

日本の専門医制度とのいちばんの違いは、米国では医療の質を保つ目的で専門医の人数に上限が設けられていることです。このため、専門医資格を取得するには競争を勝ち抜かなければなりません。特に外科系専門医は高収入が確約されるため人気が高く、熾烈《しれつ》な争いがくり広げられています。

米国では毎年約二万五〇〇〇人の新人医師が誕生します（うち一万人弱は海外の医学部卒業者）が、外科研修医のポストはわずか一〇〇〇余り。まず研修医になる時点で、学生時代の成績や医師国家試験の成績によって篩《ふるい》にかけられるのです。これに選ばれたとしても、研修のあいだ幾度となくテストや実技チェックがくり返され、「不向き」と判断されれば振り落とされることもあります。

この厳しい研修を五年間受けたのち、筆記と口述試験に合格した人が一般外科専門医の資格を得る仕組みです。つまり米国で「専門医」の資格を持っている医師は、技量と知識は担保されており優秀な外科医でない限り、メスを握れない仕組みをつくっているのです。

ところで一般外科専門医とは、主に消化器、外科一般を診るプロフェッショナルを意味します。血管外科専門医の資格は、一般外科医資格をとったあと、さらに二年間のトレーニングを受けて取得しますが、もちろんここにも全米で年間一二〇人という上限がありま す。同様に心臓外科専門医には一三〇人、脳外科専門医の上限は六〇人の年間枠が設けられているのです。
この数は、ＡＢＭＳ（American Board of Medical Specialties＝米国専門医認定機構）とＲＲＣ（Residency Review Committee＝研修医評価委員会）という組織が需要と供給を考慮して決めています。専門医の数だけでなく、各専門医資格をとるための研修年数、手術の回数などもこれらが定め、研修機関である病院が規定通りの研修を実施しているかなども入念にチェックするのです。

「おたくの病院には脳外科専門医二人のトレーニング枠を設けているのに、手術件数が足りません。従って枠を二人から一人に減らします」

米国では需要と供給のバランスを保つため、病院がこんな通達を受けることもあります。

一方、日本には現時点では専門医の数に上限がありません。だれでも一定期間研修を積み試験に合格すれば、自分の希望する専門医資格がとれるのです。この結果、米国では四〇〇〇人程度の脳外科専門医が、日本では六〇〇〇人も誕生してしまいました。これを人口比率に換算すると、日本には米国の五倍もの脳外科医が存在しているのです。日本の脳外科医は米国と違って脳梗塞患者の治療を担っているので守備範囲が広いとは言え、日本の脳外科手術が米国より多いわけではありませんから、専門医資格は持っていても実際の手術経験が乏しくなってしまうのです。専門医制度については、米国に見習うべきことが多くあると思います。

二〇一七年からの新しい制度では、厚生労働省の指示で設立された「新日本専門医機構」が一定の基準を設けて専門医認定を行います。新日本専門医機構は米国の制度をモデルにして二〇一五年の春に立ち上げられ、現在はこの機関が各学会とのすり合わせを行っている段階です。専門医数の上限をどうするかなど、まだ課題はありますが、トレーニングと審査を見直して専門医の質を向上させるという意味では、プラス方向に大きく動き始めたと言えます。

医療補助職の充実

もう一つ、米国を手本にしたいのは医療補助スタッフの充実です。米国の病院には医師と通常の看護師のほか、コ・メディカル（co-medical）と呼ばれる人たちが大勢働いています。

まずＰＡ（フィジシャン・アシスタント）。決められたカリキュラムをこなしたあと、国家試験に合格した人が就ける職種です。外科系ＰＡの主な仕事は手術の助手で、手術後の皮膚の縫合も行います。

心臓手術なら心臓外科医が手術を行い、最後は「じゃあ、あとは縫っておいてね」とＰＡに任せることができるのです。また、手術後の患者さんの管理もＰＡの仕事で、夜間もフォローしてくれますから、米国の外科医は日本の外科医より手術に専念できます。

ＮＰ（ナース・プラクティショナー）は一定の職務経験を積んだ看護師が、さらに大学院で学んで得る資格で、仕事としては医師と看護師の中間ぐらいの役割。ひらたく言えば、診察、診断することができ、かつ処方箋まで書けるのがＮＰです。

たとえば私の手術中、ほかの担当患者から電話がかかってきたとき、ＮＰが対応して私の代わりに指示をだしてくれます。

「それでは今から処方箋を書いてファックスしますから、薬局でその薬を買ってください。今日はそれを飲んで様子をみましょう。明日もまだ具合が悪いようならドクター・オオキの外来にきてください」

このようにＮＰが指示してくれるため、米国では少数精鋭の外科医によるシステムが成立するのです。なおＱＯＬと給与が良く、この様に仕事上の裁量権も与えられているＮＰとＰＡはとても人気の高い職業で二〇一五年のＵ．Ｓ．Ｎｅｗｓ社の人気職業ランキングで各々第二位と第一〇位にランクインしています。

日本には今のところ法律で定められたＰＡもＮＰもいません。従って、前述したように、本来はＰＡ、ＮＰの仕事をやってくれる若手外科医がたくさん必要なのです。

ＰＡ、ＮＰの導入については国会でも審議されていますが、一向に進みません。医療の現場に新しい職種をつくるとなると、医師法との兼ね合いや日本医師会との利害の対立などもあって一朝一夕にはいかないのでしょうが、これが医療崩壊の一つの解決策にもなるかもしれません。

ただし、ＰＡ、ＮＰの導入に関しては注意が必要です。米国では少数精鋭の外科専門医が本業である手術に専念できる、と先ほど述べました。これが可能になっているのは、専門医でなくてもできる仕事や庶務をＰＡ、ＮＰが代行してくれるからですが、同時にその陰では外科医になりたくてもなれずに、より競争度も待遇も低い内科系医師を嫌々やらざるを得ない若手が大量に生まれています。

一方、日本ではＰＡ、ＮＰがいない分、多数の外科医でワークシェアリングをしていると解釈することもできます。日本のシステムのよい点は、より多くの若手医師に外科専門医の門戸を開放していることと言えます。

デメリットは、業績も手術経験も分散してしまうので、一人前になるのに時間がかかること。それに、成果を多くの仲間と分け合いますから、待遇は低くならざるを得ないことです。

外科医療一つを取り上げても、少数のエリートが富を独占している米国のあり方が見てとれます。私の感覚では、多くのことでそうであるように、日米の中間ぐらいがちょうどいいと思います。切磋琢磨のない村社会は困りますが、行き過ぎた競争社会、弱肉強食は、社会全体から見ても得策ではありません。

では、こうした米国医療の実情をふまえたうえで、次は日本の医療がなぜ急速に崩壊していったのか、そのことについて私なりに考えていきたいと思います。

第二章　日本の医療はなぜ崩壊したのか

医療崩壊＝勤務医崩壊

医療崩壊——米国から帰国して慈恵医大病院に復帰した二〇〇六年、日本の医療界はこう呼ばれる状況に陥っていました。医療崩壊とは、救急搬送された患者の受け入れ態勢が悪化したことや、地域病院の相次ぐ閉鎖などで医療が立ち行かなくなったことを指す言葉ですが、その原因として多くの人が「医師不足」を指摘しています。

しかし、本当にそうでしょうか？　厚生労働省の調査による数字をあげれば、医療崩壊が社会問題になっていなかった一九九八年の医師総数は二四万八六一一人、二〇〇六年は二六万三五四〇人と、一万四九二九人の増加。二〇一二年度の医師総数は三〇万三二六八人で六年のあいだに三万九七二八人増えています。それでもなお日本の医療が再生していないところを見れば、ほかに大きな原因があることは間違いありません。

問題は、医師の総数における勤務医の割合です。勤務医とは主に、国や地方自治体、共済組合などが運営する病院、医療法人や個人が経営する病院、大学病院に勤めている医師のことですが、この数は減少しています。診療科目別に内科医、外科医、産婦人科医の数の推移を示すと、一九九八年から二〇〇六年の減少率はそれぞれ一四・五パーセント、一二・二パーセント、一六・九パーセントです。

夜間や休日、祝日の重傷患者の救急医療を担う大病院では、今あげた主要診療科の医師が救急医療を行っているため、その診療科の勤務医が減れば救急患者の受け入れが不能となります。

受け入れ不能とは、ベッドの空きがなかったり緊急手術を行っているなどの理由で、救急患者の治療をやむを得ず断ることです。メディアで「救急患者がたらい回しされた」という表現を見たことがあると思いますが、「たらい回し」は「受け入れ不能」と違います。「たらい回し」とは、受け入れが可能であるにもかかわらず、「やっかいだから」「めんどうだから」という理由で受け入れを拒否するという意味合いがあり、実際に病院がこうした理由で「たらい回し」をした例というのは、ほとんど無いのではないでしょうか。つまり、「たらい回し」ではなく、「受け入れ不能」なのです。

さて、ではなぜ国公立病院や大学病院から勤務医が去っていくのでしょう。その理由として給料は安く労働時間は長いという、勤務医の労働条件の悪さが語られています。確かにこれは一面の真実です。二〇〇六年に日本外科学会が行った調査によると、大学病院に勤めている勤務医のうち年間二〇〇〇万円以上の給与を受けている医師はわずか一パーセントであるのに対して、開業医では五二・五パーセントが年間二〇〇〇万円以上の収入を得ていました。

勤務医の給料体系は、同じ病院内であればどの診療科も原則的には一定ですから、この数字は外科医だけでなく勤務医全体に当てはまると思います。二〇〇九年の厚生労働省の調査でも開業医の平均年収は二五三二万円で、勤務医の一・七倍あることが分かりました。ただし開業医の年収には経費が含まれますので、比較する際は注意が必要です。

では、労働時間はどうでしょう。二〇〇六年に大阪府医師会勤務医部会が行った調査では、一週間の労働時間が六〇時間を超える勤務は六九パーセントで、そのうち四割が、週八〇時間以上の勤務を余儀なくされているという結果がでています。

その後の診療報酬改定の影響で開業医との格差は縮小したとは言え、訴訟リスクを含め格差がこれだけあれば、勤務医は病院での仕事に嫌気がさし、開業医へと転身していくのもやむを得ない――ここまでの数字だけで判断すれば、だれしもそう思うかもしれません。

しかし、勤務医が薄給で長時間の激務を強いられる状況も、開業医と年収格差があることも、今に始まったことではないのです。二一年前、私が慈恵医大病院で研修医をしていたとき、大学からの給料は〇円で、夜間あるいは週末にアルバイトをして何とか生活をしていました。

勤務も過酷でした。労働時間が週八〇時間を切ることは皆無で、ときには三〇日以上病院内の長椅子で寝泊まりしながら勤務したこともありました。それでも「辛《つら》い」「苦しい」「やめたい」と思ったことは一度もありません。私の周囲の研修医も、みな同じ心境だったと思います。

もちろん、こうした過酷な労働条件は改善すべきことがらの一つですが、これだけが医療崩壊の原因になった、とは必ずしも考えられません。

では、過酷な労働条件に耐えてきた勤務医の気持ちを萎《な》えさせ、勤務先からドロップアウトさせた真の原因は何か。それは、「医療ミス報道」や「医療バッシング」に過剰に反応した患者さんの意識変化、さらにその結果として、ガラス細工だった医療現場を支えていた患者さんの笑顔や「ありがとう」が急速に失われてしまった結果、きびしい労働条件の中がんばっていた医師の心が折れてしまったことが大きな要因でした。医療の現場はガラス細工だったからこそ、落ち度や欠陥があった場合にはそれをバッシングするのではなく、問題解決に向けてメディアや社会と共に考え改善していくという姿勢が望ましかったのではないかと思っています。一時期話題になった新幹線の清掃チームは、メディアに好意的な取り上げ方をされ、さらにその技に磨きがかかったと言います。「小さく叱って大きくほめる」これこそが、医療の現場に対しては必要だったのではないでしょうか。

医療に警察が介入する国

〝帝王切開ミスで医師逮捕　胎盤癒着の経験なし〟

二〇〇六年二月二〇日、共同通信はこんな見出しをつけて、以下の文章を配信しました。

〝福島県大熊町の県立大野病院で帝王切開した女性が死亡した医療ミスで、富岡署は業務上過失致死と医師法違反の疑いで執刀したK容疑者を逮捕した。調べでは、K容疑者は——中略——帝王切開を執刀、癒着した胎盤を無理にはがし大量出血で患者を死亡させた疑い〟

私には、いかにもK医師が悪徳医師であるような書き方に見えます。事件が起きたのは二〇〇四年一二月のことで、亡くなった患者さんは癒着胎盤でした。胎盤が母体の子宮に癒着して自然な分娩ができなくなる疾患で、発生頻度は出産一万件に一件（〇・〇一パーセント）。まれな疾患であるうえ、これを分娩前に診断することはほぼ不可能です。

そもそもすべての医療行為にはリスクが伴います。簡単な注射一本でアレルギー反応が起きることもあります。ましてや帝王切開など外科医療行為においては、言うまでもありません。医師が最大限の努力をしても、癒着胎盤などまれな病気を克服できない不運な例は多々ありますし、手術に伴う合併症をゼロにすることは不可能です。

この事件は、福島県の事故調査委員会が「執刀医の判断ミス」を認め、メディアが大きく報じたことで福島県警が捜査に動きました。しかし、事故調査委員会の報告書を読む限り、私には不運な例としか思えません。

医療事件のなかには、そのときの医療水準から著しく逸脱した行為をしたり、明らかな不注意や不勉強が原因で生じる医療過誤も残念ながら存在します。また専門家から見ても、医療過誤かどうか判別に苦慮するケースも少なからずありますが、大野《おおの》病院の例が医療過誤でないことは報告書を見れば明らかです。

しかし、冒頭の記事が配信されたのをきっかけに、日本では激しい医療バッシングの嵐が吹き荒れました。ちょうどこの時期、私は米国で暮らしていましたが、「読売新聞」に医療コラムを連載する機会を得（一八五ページ参考資料参照）、二〇〇六年三月一三日付の読売紙にK医師を擁護する文章を書いたのです。当時、K医師を擁護、あるいは支援する記事は皆無でしたので勇気が入りました。K医師を擁護する論がメディアに流れ始めたのは私の記事や日本産科婦人科学会の声明（三月一〇日）が発表されてから数カ月後でしたので、誤った風潮や認識を正すのに少しは貢献できたと自負しています。

K医師は逮捕の翌月に起訴され、二年後の二〇〇八年八月二〇日に無罪判決が確定しました。もしこれがアメリカだったら、K医師のケースはOPMCが調査し、二年もかからず無罪放免にされていたでしょう。

前章で述べた通りOPMCとは公費で運営されている第三者機関で、現役あるいはリタイアした専属医師が疑問のある医療行為を調査しています。ニューヨーク州のOPMCには専属医師が約一〇〇人いますが、彼らがフルタイムで勤務し、専門家の目で厳しく裁定していくのです。

一方、日本はどうでしょう。厚生労働省内に設置された医道審議会が不正や医療過誤についての行政処分を審議しています。しかし、実際にはうまく機能しているとは言えません。そもそも日本の医道審議会には専属の医師もおらず、医師がパートタイムで審議をしているので重い処分を下す根拠となる充分な審議はできないでしょう。

さらに問題なのは、専門家が調べても判別に迷う医療事件を日本では警察官や検察官に委《ゆだ》ねてしまうことでした。患者の死亡で医療ミスを疑われた医師は、パートタイムで医道審議会に所属している専門家ではなく、警察官から直接取り調べを受けることもあります。

「手術でミスしただろう!」

公衆の面前で手錠をかけられ、警察署内で警察官からいきなりこう言われたら、ほとんどの医師は立ち直れないくらいショックを受けるのではないでしょうか。自分でなくても、医師が逮捕される映像を見るだけで萎縮《いしゅく》し、難しい手術を避けてしまうかもしれません。その意味でK医師の逮捕映像や報道の過熱ぶりは、医療界に大きな影響をもたらしました。医師の萎縮だけでなく、患者さんの医療不信をも募らせたからです。

このような風潮の中、第五章で触れるNHK『プロフェッショナル　仕事の流儀』が収録されました。二カ月ほどの密着取材でしたが、その期間中、もっとも難しい手術の患者さんが取り上げられることになりました。不幸にして手術でその患者さんは亡くなってしまいましたが、NHKのディレクターはそのまま放送したら慈恵と私に迷惑がかかるとの理由から、他の患者さんの手術を取り上げることを強く勧めました。でも、このような「安全神話」と病院で患者が死んだら医師の責任、という誤った考えに一石を投じたくてNHKと粘り強く交渉してこの死亡例を放送してもらうことにしました。手術に一〇〇パーセントの安全、成功はないということを広く理解してもらうために。

診療報酬詐欺など明らかな犯罪行為は別として、通常の医療行為に警察が介入し、結果責任を問われる国は、先進国のなかで日本だけです。箱モノには金を惜しまないのにソフトにお金をかける意識は薄い日本の箱モノ行政の弊害が、医療界にも及んでいました。

そんな状況を改善すべく二〇一五年に設立されたのが、医療事故調査・支援センターです。問題事例が起こった病院の求めに応じて医療事故調査を行い、その結果を病院や遺族に報告する役割で前章で紹介した米国のＯＰＭＣに相当する第三者機関です。

ただし、ＯＰＭＣには調査を専門に行う常勤の医師がいますが、日本の医療事故調査・支援センターは調査を該当する学会に委託します。つまり、日頃病院で治療に当たっている医師が、支援センターの業務も兼ねるわけです。日本の医師はほぼ例外なく多忙ですから、どの程度入念に時間をかけて支援センターの業務を行えるかは未知数ですが、これまでに比べれば新システムの導入は格段の進歩と言えるでしょう。

医療事故報道への過剰な反応

さて、では日本の医師たちはどれほどの激務に追われ、ストレスを感じているのか。二〇〇六年の事故をきっかけに医療事故報道が過熱するにつれ、患者さん側の意識もずいぶん変わってきました。疑心暗鬼になった患者さんのなかには、医師や病院を疑いの目で見るようになり、患者の権利を絶対視するような人たちもでてきたのです。

「医者と患者は対等な関係であるべきだ。患者は自分の病気に関するすべてを知る権利があるし、治療法の選択権も患者に与えるべきだ」

こうした考えは無論正当です。しかし、テープレコーダーやICレコーダーで医師の説明を録音する患者さんが目立つようになってきました。これが信頼関係をベースにした医療の本来あるべき姿でしょうか？　少なくともテープレコーダーを前にしたら多くの医師は緊張するでしょうし、過度に防衛的になるでしょう。最近では自分勝手な理屈で病院の対応や治療内容にクレームをつける、いわゆるモンスターペイシェントと呼ばれる患者さんもでてきました。

病院側はこんな状況に対応するため、アメリカ並みにインフォームドコンセントを徹底するよう医師たちに通達します。これで日本の医師と患者の関係は、がらりと変わってしまったのです。

もちろん、インフォームドコンセントそのものの趣旨は、患者が自らの受ける治療についてより幅広い知識を持つことができるという意味で決して間違いではないと思います。しかし、先述した通りインフォームドコンセントを額面通り行うと合併症などのリスクの羅列になってしまい、その結果患者さんは、それを医師のアリバイ作りと感じてしまうかもしれません。これでは医療においてもっとも大切な信頼関係を築くことは難しいです。

また、こうしたアリバイづくりのインフォームドコンセントは外科医のやる気をそぐだけでなく、後述する若手の外科医離れの一因にもなっていると思います。医学部の学生は先輩の姿を見て志望する診療科を選びますが、言い訳のように聞こえる手術の説明をする、あるいは愚痴を言っている先輩外科医の姿を見てしまったら外科に対して魅力を感じるのは難しいのではないでしょうか。

私はパターナリズムが必ずしも悪いものだと思っていません。大前提としてその治療で明らかなメリットがあり医師に一定の技術や経験、倫理観があれば、信頼ベースの医療は今でも成立すると感じています。

また現状では、医療事故を過剰に気にするため、インフォームドコンセントの弊害もあります。以前のインフォームドコンセントは、手術用に書類を一枚書くだけでした。しかも、術式名さえ記載する必要がありませんでした。

今は大動脈瘤の手術をするのに、合併症、ほかの治療法、それとの得失を細かく列記した手術承諾書に加え、輸血IC（インフォームドコンセント）、中心静脈カテーテルIC、麻酔IC、CT検査IC、静脈ラインIC……と、めまいがするくらいの数の承諾書が必要なのです。がいったい何人の患者がこうした夥《おびただ》しい書類を読み理解しているかは甚《はなは》だ疑問で、いったい何のため、そしてだれのためのICなのか考えてしまいます。

雑務に追われ疲弊する勤務医

前章で述べたように、医療補助スタッフの数がアメリカより圧倒的に少ない日本の医師はただでさえ雑務が多く、過酷な労働条件で働いています。医療崩壊と言われる現象が起きてからは、さらに仕事が増えています。

特に医師が書く書類は年々増えつづけ、多くの時間がとられています。例えば手術を行う患者さんには手術の同意書を書いてもらいますが、これにも医師が記入することがらが山ほどあります。日本も米国並みの訴訟社会になってきたので、あとで患者さんから訴えられないよう、リスクやほかの治療法、合併症などを事細かに記すようになったのです。前の項に記したように、おびただしい数の承諾書も医師が必要事項を書きこんでいます。しかも入院や手術の日まで、医師が直接患者さんと相談して決めるのです。

米国のように「じゃあ○○さん、手術しましょう。あとは事務のスタッフと相談して、入院や手術の日を決めてください」と、言えないのが辛いところです。

また日本では、多くの患者さんが健康保険以外に民間の医療保険に加入しています。その保険会社用にも診断書を書かねばなりませんし、患者さんをほかの病院へ紹介するときには紹介状を書いたり、逆に紹介された患者さんを診たら報告書を書かねばなりません。

日本の勤務医の仕事のうち、こうした書類書きなどを含め何割かは医師でなくてもできる仕事だと思います。米国のように事務スタッフや医療補助スタッフにその仕事を振り分ければ、それだけで医師の負担は軽減されモチベーションがあがると思います。ちなみにアインシュタイン大学病院では血管外科医七名全員に秘書をつけていましたが、慈恵医大本院の外科学講座では三名の主任教授を除く五七名の外科医に病院から配置されている秘書の数はわずか三名です。それでは足りないので医局員でお金を出し合って一名追加で雇用していますが、米国の外科医との待遇の違いには驚かされます。

リスクを避け病院を去る医師たち

この章の初めで、病院を去る医師の多さについて触れました。では、病院から去った医師はどこへ行くのかと言えば、多くの場合個人で開業するのです。ちなみに外科医の場合、開業するときはよりニーズが多く、初期投資の少ない内科医院として開業するケースが多いです。メスを握って人を救うために外科医になった人も、そのトキメキを捨ててリスクの少ない道を選ばざるを得ないのです。

しかし、開業医はもうそろそろ飽和状態になろうとしています。一昔前なら高い年収が保証されていた開業医も、過当競争と診療報酬カットでその限りではありません。歯科医院はすでに飽和状態に達し、熾烈な過当競争が巻き起こり年間一七〇〇件以上の歯科医院が経営不振で廃業においこまれています。また全国の開業歯科医のうち三分の一は年収三〇〇万円以下というデータもあるそうです。

他人事《ひとごと》ではありません。歯科医に起きていることは、このまま放置しておけばいずれ開業医にも起こるでしょう。

さて、すぐそこに迫っている開業医飽和状態がもたらすものは何でしょう？　激務の勤務医という仕事が成り立っていたのは先に述べた通り患者さんの笑顔であり医師の使命感の賜物《たまもの》ですが、同時に「いつかは自分も開業医になる」というキャリアーパスの存在も大きかったと思いますので、開業医の魅力が下がることは実は多くの勤務医にとっても寂しいことなのです。

以上述べてきた様な医療崩壊や外科離れが進むなか、私は母校である慈恵医大外科で「トキメキと安らぎのある村社会」と称するスローガンを掲げ、帰国後にその改革を行ってきました。慈恵医大で行った改革にはもしかしたら医療現場が医師やスタッフ、患者さん、だれにとっても満足できる場になるためには、何が必要なのか、そのヒントがあるかもしれません。そこで次章では、まずは私が母校慈恵医大で過ごした日々を振り返りつつ、どのようにして再び母校に戻り、その改革へ取り組むに至ったのか、その経緯をお話しします。

第三章　外科医療はトキメキの宝庫

トキメキファインダー

暁星中学時代、将来の職業選択を考えていたときのことです。ヨーロッパで八年過ごした帰国子女である強みを活かして友人の英語の宿題を手伝ってあげたときにとても喜ばれ、そのとき感じたトキメキと充実感はとても印象的でした。そこで中学の先生に、人に喜ばれる仕事は何か？　と問うたら「医師である」と教えられ、以来医学部を志望しました。

思えば自分のこれまでの歩みは、このようにトキメキを追い求めるトキメキファインダーでした。医師のなかでももっとも喜ばれるであろう外科医を目指しましたが、他で手術不能と言われた患者さんを特別な技術で救えたら一層喜ばれるだろうと考えました。ロールモデルは、手塚治虫のブラック・ジャックでした。受験勉強の傍ら外科医になったら左手も使えた方が良いのだろうと思い、左手でお箸を使い食事をとるようにもしました。幼少のころから「物」「金」に対するこだわりがあまりなく、人を幸せにするのは過分なお金やそれによって手にする豪邸や高級車ではなくトキメキやワクワク感であるという確信がありましたので、外科医を目指して以来、「衣食足りたらトキメキを求めよ」と自分に言い聞かせてきました。後述しますが渡米したのも、米国で新しい医療機器を開発したのも、そしてその後逆風の中帰国したのも、すべてはトキメキを追い求めての旅でした。

最初のつまずき

人の役に立ちたい、人の命を救いたい、大半の学生はこうした志を抱いて医学部を受験しますが、将来専門とする診療科目まで絞って医大へ進む学生は案外少ないものです。私も外科系に進むことは決めていたものの、それ以上のことはあまり考えていませんでした。

では、私はいかにして血管外科医になったのか。まずは学生時代の話からおつき合いください。

六年間の医学教育のうち、初めの二年間は物理や法律、科学、英語などを幅広く学ぶ教養課程です。早く外科医としての訓練を始めたかった私にとっては、じれったい時間でした。

三年生になるとようやく専門教育が始まります。基礎医学の講座で解剖実習が行われる日、教室には一〇体の献体が並んでいました。八〜九人のグループに分かれて献体の皮膚を切り、筋肉や内臓をとりだして名前を覚えていくのがこの日の授業内容です。

献体を前にして、私のグループ・メンバーは大半が怖気《おじけ》づいていたので、「僕が最初にメスを入れていい？」と聞き、同意を得ました。

「これが外科医・大木隆生のキャリアの始まりだ」

クラスメートの前でこんな宣言をして、初めて人の体にメスを入れたのです。多くの学生は学校での専門教育や病院での実習を通じて自分の専門を決めていきますが、解剖実習でおおよその進路を定める人もいます。このとき「血や内臓を見ただけで卒倒しそうになった」学生は、外科を選ばないでしょう。

実際の臨床経験は、六年間の学生生活のなかにはありません。医師免許は卒業後に取得するため、治療には関われないのです。そのため卒業したあとに、研修医として先輩医師の指導を二年間受けます。現在の研修制度は、一年目に内科、外科、麻酔科、救急科など多くの診療科を回り、二年目から当人の希望する診療科で研修するスーパーローテーション方式です。

これに対し、私が医師になった当時は最初から希望の診療科を決めて二年間研修し、そのまま研修先の医局に入局するストレート方式がとられていました。私が選んだ診療科は、母校・慈恵医大病院の整形外科でした。理由は極めて単純でした。慈恵医大の整形外科はかねてより全国に名前が知られている有力な診療科で、そこに所属していた先輩から声をかけてもらったのです。願いが叶《かな》った私は、「ここでブラック・ジャックになろう」と張り切っていました。

ところが整形外科医局に入って半年ほど経ったころ、整形外科の教授から思わぬことを言われました。

「大木は将来有望だから基礎研究をやりなさい。まずは大学院に行って、そのあとはアメリカにある大学、そこで勉強したあとは○○研究所に行くといい。手術は研究を最低一○

年やってから覚えればいいから」

これは将来の幹部候補として見初められたということなのでしょうが、出世が目的で医師になった訳ではありませんし、このままだと人に喜ばれる外科医にはなれない。研究を断りメスを握るふつうの整形外科医になりたい、と申し出たらしこりを残すだろうか。それとも今からほかの外科医局に移ったほうがいいのかもしれない。と思いながら整形外科研修を受けていたある日、偶然第二外科の先生たちと触れ合う機会がやってきました。

現在の慈恵医大病院では、外科系診療科をすべて統括した大講座制を敷いていますが、当時の一般外科の医局は本院の第一外科と第二外科、第三病院外科、青戸病院外科に分かれていて、第一外科は静かで整然とした雰囲気、第二外科は運動部の合宿所のような賑やかさ。私には賑やかな第二外科のほうが性に合うと感じていました。

大木、おまえがこの人の命を救ったんだ!

「急患です。至急きてください」

整形外科の研修医となって二年近くたったころ、当直を担当していた私に救急外来から呼びだしがかかりました。急いで駆けつけると、患者さんはゴルフ練習場の二階打席から落ちて背中を強打し、救急車で搬送されてきた二〇代の女性でした。

レントゲン撮影で背骨の骨折が確認され、足にも少し麻痺がでていました。とても一年目の研修医一人では治療の判断がつきません。

「入院になるのは間違いないし、場合によっては手術も必要です」

彼女にそう伝えると、

「はい、分かりました。よろしくお願いいたします」

と、しっかりした答えが返ってきました。症状からするとかなり痛みもあるはずですが、「痛い」とは一言も言わず、気丈な人だと思ったものです。

先輩医師の見立てで即入院、数日後に手術となりました。背中を大きく切り開き、背骨の骨折箇所を金属のボルトで固定する手術です。まだ一兵卒だった私は、八時間ほどかかるこの手術に第四助手として入り、手術がしやすいよう「鉤《こう》」と呼ばれる器具で傷口を開く係を担当しました。

手術は無事終了。しかし、術後三、四日経ったとき異変が起きたのです。

「おなかが痛い」

彼女がそう訴えたので痛む箇所を触診してみると、押したときにぐっと筋肉が緊張し、放すとぶるっと振動があります。痛みの度合いをたずねると、「放したときのほうが痛い」という答え。腹膜炎の初期症状です。腹膜炎とは腹部の臓器を覆っている膜に細菌が感染して炎症を起こす病気で、たとえば盲腸や胃・十二指腸潰瘍に穴が開く消化管穿孔《せんこう》によって発症します。

といっても当時の私はそれを教科書で知っていただけで、確実な診断はできません。そこで消化器を専門にしている第二外科の医師に内視鏡や超音波検査をしてもらった結果、「腹膜炎かもしれないが原因となる消化管穿孔が見当たらないので手術する訳にはいかない」との判断でした。でも本人はひどく痛がっていたので、そのあとも産婦人科医、泌尿器科医などに診てもらったのですが、みな「原因が見当たらない。様子を見よう」との答え。

ところが様子を見るうち、患者さんの痛みはより激しくなっていきます。病室に回診に行くと、彼女は涙を流しながら痛みを訴え、私の腕をつかみました。

「先生、助けて！」

急患で運ばれてきたときから診ている私は、彼女の気丈さを知っています。この人がこんなに痛がるのはよほどの痛みだろう、やはりこれは腹膜炎に違いない。そう考えた私はCT検査を頼み、そのフィルムを持って放射線科の医師のもとへ向かいました。

「先生、このCTで消化管穿孔と判断できますか？」

「えっ、消化管穿孔はふつうCTでは読まないよ」

「いや、それでも何か読みとれませんか？」

「う～ん、腸の横に空気の泡のようなものがあるな。これを消化管穿孔のサインと言えなくもないかな」

これを聞いて、最初に診てもらった第二外科の医局に飛んで行きました。

「先生、放射線科の医師にフィルムを読んでもらったら、これで消化管穿孔と診断しても間違いではないと言ってもらえました。だからもう一度患者を診てください」

「また大木か。うるさいなあ、おまえは」

医局でたばこをくゆらせていた第二外科の医師たちは、口ぐちにそんなことを言いながらもCT画像を見てくれました。そしてついに、一人の医師が言ってくれたのです。「う～ん、この画像でははっきりとは分からないけど、大木の情熱に負けた。おいおまえら、今から開けるぞ！」

画像では完全に確認できないので、患者さんのおなかを開けて調べてみようというわけです。よかった、と安堵《あんど》すると同時に「おまえら、今から開けるぞ！」という、いかにも外科っぽい言葉にしびれました。これは古き良き時代に外科医が輝いていたころの話で、第二章で述べた通り、今であったらこうはまいりません。夥しい数のICや、家族・本人へのリスク説明などが必要だからです。

緊急手術開始。私も一緒に手術室に入りました。患者さんの腹部を開けるとすぐに膿《うみ》がでてきて、腹膜炎であることは一目瞭然《りょうぜん》。よく見ると小腸に小さな穴が開いていて、そこから腹膜炎になったようです。潰瘍の発生する胃や十二指腸と違って小腸に穴が開くことはまずないので手術前に診断することが難しかったのです。なぜ背骨の手術後に小腸に穴が開いたのか今でも分かっていません。手術としては簡単で、穴を縫ったあと患部を洗っておしまい。しかし、あのまま見過ごしていたら、命に関わる事態になったかもしれません。手術中、外科の医師からもこんな言葉をかけてもらいました。

「大木、本当に腹膜炎だったな。この患者の命はおまえが救ったも同然だ。おまえの情熱が俺たちを動かしたんだからな」

腹膜炎の開腹手術のあと、私はさっそく、一緒に手術を見学した同期の友人とともに第二外科医局へ行きました。時刻は夜の一〇時。第二外科医局では、宴会が始まっていました。この日に限らず、当時の第二外科医局では、夜ともなれば宴会が開かれていたのです。

「おまえらもそこに座って食っていけ。大木、おまえは外科医の才能があるよ。何人もの医師に『何もない』と言われたのに、よくあそこまでしつこく患者を診たな」

またほめてもらったこのチャンスを逃す手はありません。

「先生、僕らは今、整形外科で研修していますが、第二外科に転職したいんです」

思いを素直に訴えると、

「そうか、分かった。おまえら二人ともセンスがいいから第二外科にこい」

やった！と喜んだのはほんの束の間。やがて私が整形外科で大学院進学を勧められているという話題になったとき、第二外科の先生がこう言ったのです。

「あっ、整形の秘蔵っ子というのはおまえだったのか。そんなやつをうちで引っぱったら、整形外科との関係が微妙になる。やっぱりだめだ」

結局この先生の言葉通り、同期の友人だけが整形外科から第二外科へ移ることになって私は大ショック。今度はテニス部で先輩だった医師のつてで、第一外科にアプローチしました。

面接した第一外科の教授は、アメリカで外科レジデントを修了したクールかつ合理的な人です。研究ではなく手術をする医者になりたい、という私の思いを快く受け入れてくれました。

夢破れて血管外科医になる

一九八九年、慈恵医大病院の第一外科に入局した私は、たまたま同じ病棟の上司であった呼吸器外科の先生について、肺がんの勉強をしていました。内科医から肺がん患者の相談を受け、大勢の内科医が見守るなかでＣＴ写真を見ながら「これは大丈夫、手術で治せます」などと力強く言う先生が、とてもかっこよく見えたものです。

よし、専門は呼吸器外科にしよう。と新たな決意を固めましたが、またもや挫折《ざせつ》しました。呼吸器外科を志望している同期の新入医局員がもう一人いて、整形から移籍した私より、正規の外科研修医だった彼が優先されたのです。

再び望みが潰《つい》え、落ちこんでいた私に声をかけてくれたのは、当時私が勤務していた病棟の病棟長でした。

「大木、そんなにくよくよするな。俺と一緒に血管外科をやろうよ」

「はい、よろしくお願いします」

失意のどん底にいたときに声をかけてくれたことがうれしくて、私は何も考えず即答したものです。しかしこのとき、血管外科がどういう診療科なのか、実は良く理解していませんでした。

血管外科とは文字通り血管の病気を治す診療科ですが、今でも「血管外科」を独立した診療科として掲げている病院は多くありません。ちなみに現在、日本には約八〇の大学病院がありますが、そのなかで血管外科教授というポストがあるのはたったの五施設。あとの七五施設は、心臓血管外科という枠組みで、心臓病と血管病の両方を対象にしています。

しかし、日本で最初に「心臓外科」講座を立ち上げた慈恵医大では、初めから心臓外科と血管外科を分けていました。

といっても私が血管外科の勉強を始めた当時、動脈硬化など血管病の患者数は日本では極めて少なく、手術も月に一、二件。その手術も成功例ばかりではない、という状況でした。欧米の血管外科事情も同じだろうか？　図書館に通い、米国の血管外科治療についての論文を読んでみると、あまりの違いに愕然《がくぜん》としました。

血管外科領域は、米国と日本で雲泥の差があったのです。たとえば米国では頸動脈内膜剝離術《はくり》が年間二〇万件行われていましたが、日本では年間一〇〇〇件ぐらい。米国では一年間に日本の二〇〇年分に当たる頸動脈内膜剝離術が行われていました。単純に計算すると、アメリカの病院に一年いれば、日本の病院の二〇〇年分に当たる症例が経験できることになります。

また慈恵医大病院を始め、当時日本で行われていた大動脈瘤の手術は、おなかを切って人工血管で置き換えるものでした。米国でも開腹手術で治療していた点は同じですが、一つ違ったことがあります。当時既に米国では、世界で初めて大動脈瘤の治療にステントグラフトを用いたアルゼンチン人、ファン・C・パロディ博士が立ち会って、ニューヨークのアインシュタイン大学病院で、初のステントグラフト内挿術（以下ステントグラフト術）が行われていました。

ステントグラフトとはバネつきの人工血管のことで、これを細く折りたたんで大腿部の動脈から動脈瘤のある部分まで挿入して固定します。こうすることで動脈瘤の内部に血流がなくなり、破裂を防げます。ステントグラフト術は、今でこそ大動脈瘤治療の一方法として一般的になっていますが、当時の日本ではまったく未知の治療法で米国でもまだ端緒を開いたばかりでした。初めてパロディ医師の論文を読んだときに、これこそが大動脈瘤治療の未来だという確信を持ちました。

医療の進歩はその国の事情にも左右されます。たとえば、当時胃がん患者が多かった日本は、胃がんの手術治療においては米国より進んでいました。一方、心臓外科は米国が一歩リードしていたものの、日本もほぼ肩を並べるぐらいまで進歩しようとしていました。

おそらく全診療科のなかで、日米格差がもっとも大きかったのは血管外科だと思います。ことに大動脈瘤、頸動脈狭窄《きょうさく》症、閉塞性動脈硬化症などの治療においては、格段の差がありました。スポーツにたとえると、胃がん、肝がんは柔道。これを習得するために海外留学する人はほとんどいません。心臓外科医は、ときどき米国に渡った日本人が活躍する野球です。では血管外科医はというと、バスケットボール。ＮＢＡプレーヤーと日本人プレーヤーの差は歴然としているため、先進国の米国で修業するのがベストと考えました。

外国が苦手だった私にとっては気の重い決断でしたが、血管外科領域で人に喜ばれる外科医になるには、自分が一流プレーヤーにならなければなりませんし、何よりもステントグラフトの勉強もしたいと思いました。それには米国に渡るしか方法はない、と思ったのです。

スーパードクターを追って米国横断

米国留学を決意してから、私は血管外科医が英文で書いた論文をさらに調べ、実績のあるドクターたちに手紙をたくさん書きました。

「無給でけっこうですから、勉強させてください」

片やスーパースター、片や日本の新米医師ですから、アメリカに渡ったら無給でボールボーイから始めるつもりでした。しかし、いくら待ってもだれからも返事がきません。

そのうち、私自身が渡米するチャンスに恵まれました。関東血管外科症例検討会という研究会が若手三名を選出し、米国で開催される血管外科の講習会に派遣するという企画をたてました。それに応募した私は首尾良く選ばれて、米国に行くチャンスがめぐって来ました。

ロサンゼルスで行われた講習会には、私が手紙を書いた有名な血管外科医たちが講師として全米中から集まっていました。会場でつかまえて、直談判するチャンスです。並みいるスター教授のなかで、私の本命はアインシュタイン大学病院のビース教授。前の項で、アルゼンチンのパロディ教授が立ち会って米国でもステントグラフト術で大動脈瘤の治療が行われたことを書きましたが、その手術を直接手がけたのがビース教授でした。

講演を終えたビース教授が演壇を降りると、あっという間に彼の周りには人垣ができます。手紙をだしているとはいえ、人を押しのけて初対面の教授に話しかける勇気はありません。質問攻めから解放されたビース教授が一人で乗りこんだホテルのエレベーターに私も乗り、初めて話をきりだしました。

「私は日本人の大木という医師で、以前先生に手紙を書いた者です」

「ああ……手紙ね……。読んだ、読んだ。悪いね、返事をださなくて」

エレベーターを降りたビース教授は、自分の部屋に向かって行きます。でも、ここで引き下がるわけにはいきません。

「手紙に書いたように先生のもとで勉強したいんです……」

「君の気持ちは分かった。でも私には時間がないんだ。明日はシカゴで米国外科学会があるので、これからシカゴに飛ばなくちゃならない。シカゴでならゆっくり話を聞いてあげよう」

私にとってはこれが初めての渡米でしたので要領を得ませんでしたが、何とかシカゴ行きの航空券を手配し、ビース教授を追いかけて翌朝シカゴへ飛びました。

シカゴの学会場でも、講演を終えたビース教授は大勢の人に囲まれていました。私はさらに教授を追いかけ、今度はタクシー乗り場で声をかけました。

「ああ、また君か!」

教授はちょっと驚いた表情をしたあと、またしても「時間がない」との理由で足早に去っていきます。

「これから私はニューヨークに帰るから、もしつづきを話したかったらニューヨークで会おう」

まさかビース教授は、私がニューヨークまで追っかけをするとは思ってもみなかったことでしょう。でも私はその夜シカゴのモーテルに泊まり、翌朝のフライトチケットを買ったのです。

翌日、朝一番のフライトに乗りました。ニューヨークが近づき、朝もやの上にそびえ建つマンハッタンの摩天楼が見えたとき武者震いが起こったことを、今でも鮮明に覚えています。

ニューヨークのラガーディア空港に降り立った私が、病院の受付にビース教授を訪ねると「今手術中」とのこと。二時間ほど待っていると、手術室から戻った教授は私を見つけて「あっ、君、本当にきたのか！」と言ったあと、一緒にいたスタッフたちに私のことを説明し、紹介してくれました。

「ビース先生、一年、いや半年でもいいです、ここで勉強させてください。給料はいりませんから」

「えっ、給料はいらない？　何だ君、それを最初に言ってくれよ。無給ならウェルカムだ。明日からでもきていいよ」

なるほど、ビース教授は私が職探しをしていると思って、ロスでもシカゴでも適当にあしらっていたのです。

「無給」の一言が伝わらなかったためにアメリカ大陸を横断するはめになってしまいましたが、ともあれアインシュタイン医科大学への留学は許可されました。いよいよ最先端の血管外科医療と、初めてその論文を読んだとき目から鱗《うろこ》が落ちる思いがしたステントグラフト術を学べることになったのです。

改善の余地のない完成された手術はない

ビース教授を追いかけて旅したのは一九九四年一〇月のこと。アインシュタイン医科大学へは、翌九五年の七月から一年間留学することになりました。それまでのあいだ、私がすごしたのは慈恵医大の関連病院です。

「大木、来年から無給でアメリカへ勉強に行くんだって？　じゃあ、それまで給料のいい病院に派遣してやろう。そこで軍資金をためて、精一杯勉強してこいよ」

私の留学事情を知った当時の医局長が、温情で粋なはからいをしてくれたのです。

外科医はまず、盲腸やヘルニアなど比較的簡単な手術から、先輩に手とり足とり指導されながら学んでいきます。

「大木、そう、そこだ。そこを切れ」

先輩に言われるまま、こんな具合に修練を積んでいくのです。したがって手術の方法を含め自分で決定できる立場にありません。病院を異動したころには初歩の修練を終え、後輩たちに簡単な手術を教える立場になっていました。

日本で行われる外科手術のなかで、頻度が多いものの一つは鼠径《そけい》ヘルニア（脱腸）の手術です。ヘルニアとは体内の臓器などが本来の位置からはみでてしまう病気で、これが足のつけ根（鼠径部）にでるものを鼠径ヘルニアと言います。

鼠径ヘルニアの手術自体は、外科医が初期に学ぶ簡単なものです。しかし、自分が鼠径ヘルニアの術式を決められる立場になり、同時にその術式を後輩医師に教える立場にもなったとき、疑問を感じました。この手術を終えた患者さんたちが、そろって強い痛みを訴えるのです。

そこで図書館に行って英語の論文を調べてみると、私が先輩たちから習ったものとはまったく違う手術法が記されていました。慈恵医大病院だけでなく、当時日本で行われていた鼠径ヘルニア手術は、腸がはみだす原因となった穴をぎゅっとすぼめて縫う方法。それに対して米国の論文に発表されていた最新の術式は、穴の開いた箇所にメッシュを置き、メッシュの周りを閉じる方法でした。

従来の方法では、離れた場所にある組織を引き寄せて無理に穴を縮めて縫うために、傷口が引き攣《っ》れて手術後に痛みが生じていたうえに、また穴が開いてしまう可能性もありました。

片や最新の術式は、穴の開いたセーターの肘にパッチを当てるようなものですから、傷口が引き攣れたり、再度開く心配もありません。鼠径ヘルニア手術の分野でも、日本は遅れをとっていたのです。

よし、新しいヘルニア手術を試してみよう。ヘルニア用に特化したメッシュ素材はまだ

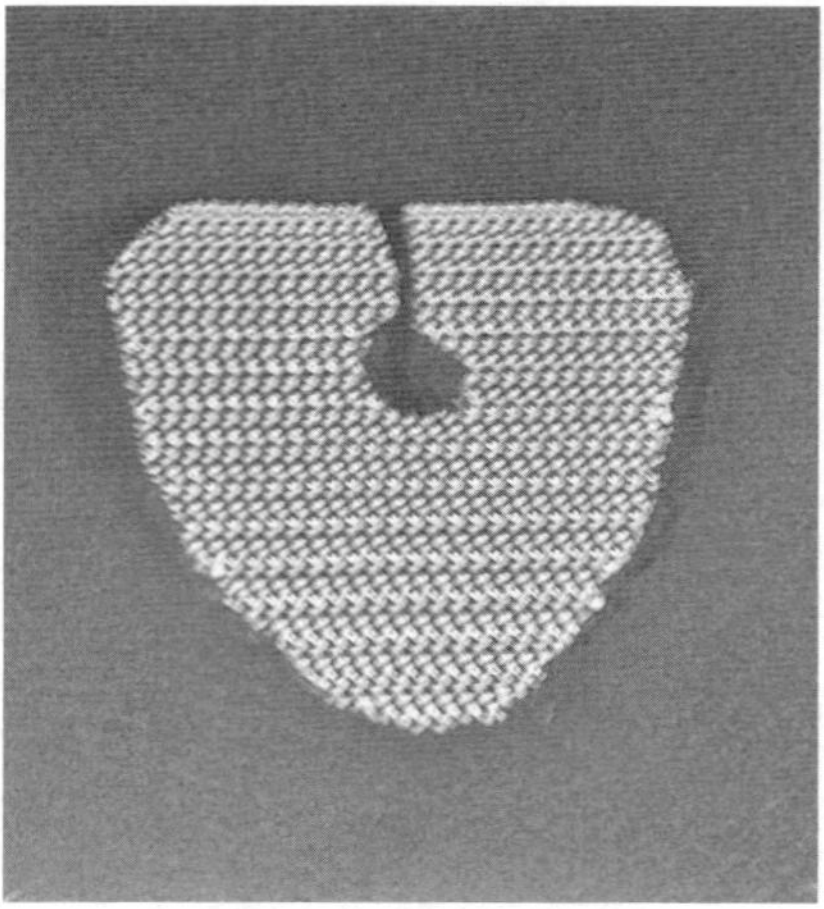

大木式ヘルニア・メッシュ

なかったので、大きな医療用メッシュ素材をとり寄せ、それを切って大木式ヘルニア・メッシュをつくりました。論文に書いてあったメッシュは楕《だ》円形のシンプルな形でしたが、写真（上）の様に形にも工夫をこらしよりフィット感が良くヘルニアをより完全に治せる形をデザインしました。従来のヘルニア手術で穴の大きさを測り、個人差があることが分かっていたので、大、中、小の三サイズを用意しました。

これを使って手術してみると、術後に引き攣れの痛みを訴える患者さんはほとんどいませんでした。大半の人は、手術の翌日からふつうに歩いています。私は患者さんたちから「痛みはあるか」や「日常生活上の制限があるか」などのアンケートをとりながら、これからのヘルニア手術はこれしかない、と確信していました。

ただし、この時点でメッシュを使ったヘルニア手術を行っていたのはおそらく日本では私だけでした。外科の部長は手術室をのぞきにきたり、メッシュでヘルニア手術を受けた患者さんの様子を見にきていましたが、その先生がある日ついにこう言ったのです。

「俺もヘルニアに関しては一家言あったし、おまえが変なことをやりだしたと聞いて、そのうち叱ってやろうと思ってたんだ。でも手術を見たり、術後の患者を診察してみたら、俺もメッシュ手術を試してみたくなった。あれ、今度俺にも教えてくれよ」

我が意を得た思いで、私は部長に言いました。

「先生、いままでの手術は理にかなっていません。穴が開いた箇所を引っ張って縫ったら、患者さんは痛がるに決まっています」

医師初心者向けのヘルニア手術には、胃がんや大動脈瘤手術と違って外科学の醍醐味はありません。そのためおそらく当時の大半の外科医は図書館で最新の英文雑誌を調べることもせず、先輩に教えられた通り漫然と古い術式で行っていたのでしょう。

しかし、ヘルニア手術は日本で年間一〇万件ぐらい行われていますので、あなどってはいけません。意外な所に落とし穴があり、また同時に開発のチャンスがあることを知りました。このとき以来私は教科書に書いてあることや先人の教えを鵜呑《うの》みにせず、疑って見る様になりました。そして、「完成された手術や医療器具はない」、つまりすべての手術に改善や開発の余地があると知り、このことは以後の自分の外科医としての姿勢に強い影響を与えました。外科手術も、少年時代に創意工夫して作った自作のルアーで釣り大会に優勝した魚釣りも同じであると、このとき感じました。

私の場合は、周囲の先輩たちにも恵まれました。この大宮総合病院時代の部長もその一人で、外科学のイロハや外科医のあるべき姿勢などを教えてくれた恩師です。この部長はひじょうにフェアな人で、後輩が始めた新しいヘルニア手術の優位性を認め、このあと大宮総合病院でのヘルニア手術は、メッシュを使用したものに代わっていきました。

私はメッシュによるヘルニア手術の論文を大急ぎでまとめ、米国へと旅立ちました。

こうして私は、無給医としてアメリカに渡ったのでした。それから数年後に米国大手医療機器メーカーがヘルニア用のメッシュの販売を開始しましたが、その製品は当時自分がつくっていた「大木の大・中・小」と瓜二つでした。それから二〇年以上経た現在はこうしたメッシュによるヘルニア治療は基本術式として広く普及しています。当時私は特許などに無知だったため、チャンスを逸してしまいました。でもこの後に紹介する数々の発明や開発をする際は同じ過ちを犯しませんでした。

スター外科医の技術を盗め

一九九五年六月、私は新婚の妻と取るものも取りあえずニューヨークに渡り、アインシュタイン大学病院血管外科の無給研究員となりました。この病院の血管外科医は総勢一〇名。ビース教授のほかにも五名ほど著名な医師を揃《そろ》えたスーパースター軍団です。

ビース教授たちが行う大動脈瘤の開腹手術や頸動脈狭窄症の手術の見学は、感動の連続でした。慈恵医大病院では月に一件あるかないかの手術を、彼らは一日に何件も正確に、効率よくこなしていく。さすがスーパースターは違う、と感心したものです。

しかし、私がもっとも期待していたステントグラフト術に関しては、論文に書いてあった内容と全く様子が違いました。ステントグラフト自体が粗悪品でしたし、これを使用した治療も成功率は決して高いとは言えない状況だったのです。

私が留学したこの時代、まだ既製品のステントグラフトはありませんでした。人工血管やプラスティックのチューブを組み合わせて、ビース教授たちが手づくりしていましたが、素材もつくりも粗悪で治療も失敗つづきでした。そのため学内の倫理委員会が、改良がより進むまでステントグラフト術を中止させていました。メスを握る血管手術においては立派な技術を有するスーパースターたちも、新しいステントグラフト術の分野ではまだ手探り状態だったわけです。

これなら自分のほうがもっといいものをつくれるかもしれない。ステントグラフトの手づくり作業は、実に細かい手作業ですから、大きな手を持つアメリカ人より日本人のほうが器用にこなせます。そう考えて、さっそくステントグラフトの改良に取り組みました。私としては、これを米国の置き土産にして慈恵医大病院に帰るつもりでいました。

新デバイス開発で手術不能の壁に挑む

現在大動脈瘤の治療に使われているステントグラフトは直径七ミリメートル以下ですが、当時ビース教授たちが手づくりしていたものは直径九ミリから一〇ミリぐらいありました。前に述べたように、ステントグラフトは脚のつけ根にある大腿動脈からカテーテル（血管

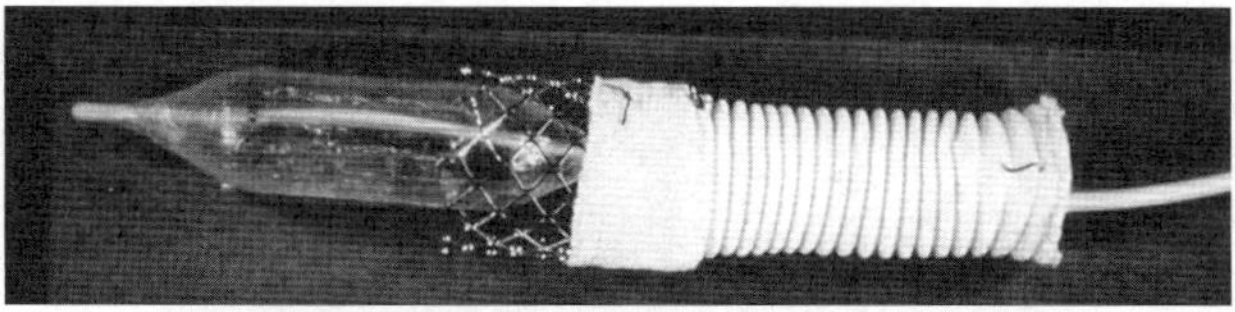
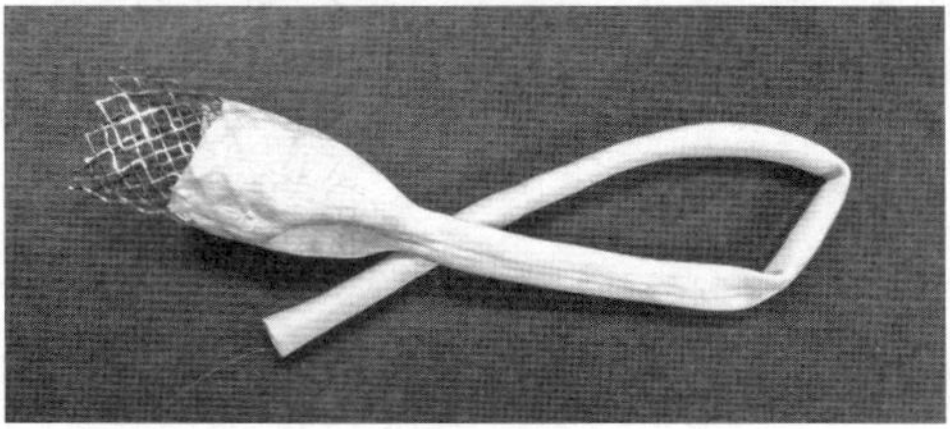
上：渡米当初、米国人がつくっていたステントグラフト
下：大木モデル

内に入れるプラスチック製の管）を通して患部まで導きます。ステントグラフトが太いとカテーテルも太いものを使わなければ入らず、そのため血管を傷つけるなど不都合が生じていました。この治療法を信頼性のあるものにするためには、ステントグラフトをより細くしなやかにしなければなりません。

まず私は、ビース教授たちが使用していた人工血管より薄い素材を入手しました。手術用に販売されているもので、それを拡張させて針と糸で金属のステントに縫いつけていきます。それをたたんでチューブに格納するわけですが、アメリカのドクターたちはこの作業が特に苦手なようで、くしゃくしゃっとたたんで無理やり納めようとしていました。

私のは細い糸でステントをきつく巻き、それを少しずつチューブに入れながら、糸をほどいていくやり方です。一度に入れると糸がほどけず、使用するときにステントグラフトが開かなくなってしまうので、一ミリずつ進めていきます。非常に細かい手作業ですが、これこそ私の得意分野です。そのほか、ステントグラフトを広げるバルーンの先端をなだらかにして、スムースに挿入しやすくしました。

ヨーロッパで暮らしていた子供時代、夏休みには毎年母方の故郷である高知県吾川《あがわ》郡伊《い》野《の》町で過ごしていました。目の前の仁淀《によど》川での釣りが大好きで、毛ばりやルアーづくりに熱中していました。そんな私にとって、ステントグラフトづくりはルアーづくりの応用編とも言える懐かしく楽しい作業だったのです。

ステントグラフトには、挿入するときエックス線を通して位置を確認するための金属片もついていますが、ビース教授たちは大きめのホチキス針を使っていたため、これも折りたたむときの邪魔になっていました。それをより小さくするため、細くてもエックス線に写りやすい二四金のものに替えました。どの金属がエックス線に写りやすいか、身の回りにあった金属を片っ端からエックス線に通した結果、小さくてもピカッと写ったのが二四金だったのです。

さらに当時のアインシュタイン大学病院では、治療する動脈瘤の大きさに合わせて一二センチ、一五センチとステントグラフトを一つ一つつくっていましたが、どんな患者にも応用できる長いタイプもつくりました。これがあれば、患者がきてからあわててカスタムメイドしなくても、動脈瘤の大きさに合わせて切るだけで使えます。なお、この汎用性を高める改良により緊急性の極めて高い破裂した大動脈瘤の手術にもステントグラフトが理論上使用できるようになりました。とはいえ、破裂患者の手術は心臓マッサージをしながらの超切迫した状態で行いますので技術的ハードルが高く、だれでもできる手術ではありませんでした。また破裂患者は昼夜、週末に関係なく救急車で運ばれてきます。ですので、このデバイスを使って、破裂患者に応用する研究計画を立ち上げたときは、三六五日、私が待機しその手術を行うという態勢を二年間とって実行可能性を証明しました。この結果、開腹手術では約五〇パーセントだった死亡率を一二パーセントまで下げることに成功し、後に世界初の試みとして学会で大きな話題を集めました。今では破裂患者に対するステントグラフト術は標準術式として定着しています。

話を当時に戻しますが、人体に応用する前にこうして様々な改良を加えたステントグラフトの評価をする必要がありました。まずはプラスチック製の大動脈瘤を作成し、そこにポンプで血液に代わる水を人間の血圧程度の圧で灌流《かんりゅう》できる実験モデルをつくりましたが、当然既製品はありませんでしたのでこれらも手づくりしました。このモデルで新しいステントグラフトの欠点を見いだしては次の改良に反映させる作業を繰り返し、納得のできるステントグラフトが完成しました。次に必要なのは動物実験です。通常医学研究ではラットやウサギを使用しますが、ステントグラフトの実験では太い血管を持ったイヌが必要でした。太いといっても人間より血管の細いイヌにステントグラフトを入れるのはたいへんでしたが、何度も試行錯誤するうちにイヌにステントグラフト手術を行うことに成功しました。ただ、手術が上手くいっても傷口から感染したり、死んでしまったら元も子もありませんので、当時は昼夜を問わずイヌの世話をしていました。最終的に三〇頭以上に手術しました。実験室で深夜まで一人で黙々と改良実験とイヌの世話をするのはたいへんな作業でしたが、ステントグラフトの実用化というトキメキを伴う大きな目的がありましたので苦になりませんでした。こうした数々の実験で改良されたステントグラフトが使用に耐えうることを証明できました。

新しいステントグラフトができたとき、ビース教授がそれを目にして「君は天才だ。今度これを使ってみたい！」と言ってくれたのです。

憧《あこが》れていたスーパースターの一人から初めてほめられ、しかもこの言葉はさっそく実行に移されました。

「タック（アメリカ人は隆生と発音しにくいらしく、こう呼ばれていました）、固定はこの位置でいいか？　固定したらここを引くんだよね？」

それまで手術室に入ってもただの見学生だった私に、スタープレーヤーが意見を求めながら手術するようになったのです。細くてしなやかに改良されたステントグラフトによる内挿術では、手術の失敗例が劇的に減りました。

「タック、来週に君のステントグラフトを使った手術をやるけど、時間は空いてる？　君がいないと困るからね」

ビース教授からもこう言われるようになったのは、ニューヨークに渡って二年が過ぎたころのことでした。ステントグラフトはそれまでの外科医としての経験の多寡《たか》が無関係となってしまう新しい分野だったので起こった幸運でした。

ステントグラフト改良プロジェクトの最後の仕上げは研究計画書を書き上げることでした。数カ月間、寝食を忘れて書き上げた研究計画書は最終的にＦＤＡ（米国食品医薬品局）の承認を得ることができ、晴れて正々堂々と人体に応用することができる態勢が整いました。当時は患者に使えるステントグラフトはこれしかありませんでしたので、この新しいステントグラフトと計画書により多くの手術不能患者の命が救われることになりました。

手術室をあさって独自の研究

ステントグラフトの改良と並行して、私はある実験をしていました。頸動脈狭窄症のステント手術の実験です。頸動脈狭窄症とは、悪玉コレステロールのＬＤＬなどからできたプラークがたまって頸動脈を狭める病気で、プラークが剝《は》がれおちて脳に飛ぶと脳梗塞が起こります。実際、脳梗塞の四分の一ぐらいは頸動脈狭窄症が原因と言われているのです。

この病気は当時の日本ではあまり知られていませんでしたが、アメリカには頸動脈狭窄症の患者が多く、血管外科領域の治療のなかで大きな柱になっていました。スタンダードな治療法は首にメスを入れ、頸動脈内のプラークを摘出する頸動脈内膜剝離術で、アメリカでは年間二〇万件もこれが行われていたのです。

さらにアメリカでは、そのころ新しい治療法も始まっていました。脚のつけ根部分の動脈からステントを頸動脈に運び、狭くなった箇所を広げるステント治療（血管内治療）です。全身麻酔をかけて首をメスで切り開く内膜剝離術に比べ、ステント治療は脚のつけ根の局所麻酔ですむため、心臓病や肺気腫《はいきしゅ》などの合併症で全身麻酔がかけにくい人に有効と考えられ、学会でも話題を呼んでいたところでした。

しかし、手術室で頸動脈内膜剝離術を見学していた私は、疑問を感じていました。プラークの沈着で狭くなった血管を内側からステントで無理やり広げたら、決壊したプラークのカスが脳へ飛んで、脳梗塞を起こしてしまうのではないか？　そもそも頸動脈狭窄症の治療は脳梗塞の予防のためのものなのに、これではかえって危険を高めてしまうのではないだろうか？

この疑問を当時頸動脈ステント術を率先して施行していたパイオニアたちにぶつけてみ

ると、「カスが飛ぶ心配はない」「これまで一〇〇人ステントで治療したけれど、脳梗塞を起こしたのは二、三人だけだから問題ない」との答えでした。

それでも私の疑問は消えません。実験装置をつくり、自分で検証してみることにしました。文具店やワンコインショップで集めた手軽な素材でモデル装置をつくり、実験をくり返したのです。材料のプラークは、手術の際に採取された標本を、手術室のごみ箱から拾っていました。

「そんな研究しても論文にならない。もっと確実に答えがでる遺伝子を使った実験をしたほうがいいよ」

ごみ箱をあさり、夜な夜な実験室にこもっている私を見て、米国の若手医師らは助言してくれました。彼らにとって、実験とは論文を書くための手段であり、その論文もまた出世のための手段ですから、興味があるものではなく、効率よく結果を得られるものをテーマに選ぶのでしょう。だから私にも「論文にもならない実験をしても君の業績にならないよ」とアドバイスしてくれたわけです。

しかし私は、ただ日本より進んでいる血管外科手術を学んで帰りたいだけでその手術に興味がわいたので自分で調べていたにすぎません。

結果としてこの実験の成果は学会でも発表し、論文も書きました。実験装置でステント治療を再現すると、プラークのカスが確かに飛ぶことが実証されたからです。

この論文は予想以上に大きな反響を呼びました。それまで「内膜剝離術より患者の体に負担が少ない」と言ってステント治療を推奨していた医師たちにとって、ひじょうに都合の悪い結果だったからです。なかでも高名なギャリー・ルービン博士は、真っ向から私に対決を挑んできました。

著名な循環器内科医と学会で対決

「ドクター・オオキ、君はやり方がへただからカスが飛ぶんだ!」

血管内治療学会(TCT:Transcatheter Cardiovascular Therapeutics)で私が発表していたとき、会場内に大きな声が響き渡りました。頸動脈狭窄症のステント治療をするとプラークのカスが飛ぶ、と私が説明したくだりに、ギャリー・ルービン博士が異議を唱えたのです。循環器内科医のルービン博士は、心臓ステントの開発者でもあり、それを使ったステント治療で名を馳せた人物。この当時は頸動脈狭窄症のステント治療にも進出し、注目を集めていました。

「確かドクター・オオキは外科医だったね？　だからステントを入れるためのカテーテルをうまく使えないんだ。君の実験装置を使っても、私がやればカスは飛ばないはずだ」

そう言われたら、こう返すしかありません。

「じゃあ、一緒に実験しましょう。ドクター・ルービン、プラークを用意して待っていますから、僕たちの研究室へきてください」

「ああ、行こう」

米国の学会はエキサイティングです。著名な博士が若手の挑発に乗るなど、日本ではとうてい考えられませんが、米国では相手がだれであれ徹底的に討論するのです。

ルービン博士は、約束通り後日アインシュタイン大学病院の研究室へやってきました。私が用意した実験装置のプラークに、ステントを通していくテクニックは、さすがに超一流でした。しかし、ステント治療の第一人者がやっても、やはりプラークのカスは飛んだのです。

このあとのルービン博士の態度も、非常に米国的でした。カスが飛ぶことを素直に認めた彼は、「カスをキャッチするフィルターを一緒に開発しよう」と提案してきたのです。もちろん私に異論はありませんでしたので、ベンチャー会社を一緒に立ち上げました。昨日の敵は今日の友。あるいは昨日の友は今日の敵。米国ではしばしばこういうことが起こります。このプラークの実験を機にカスをキャッチするフィルターの開発競争の火蓋が切られ、様々な種類のフィルターが製品化され、現在では頸動脈ステント術ではほぼ必ず使われています。

ステントグラフトやフィルター以外にも色々な医療機器を発明したり企業と共同開発しましたので、その内二つを紹介します。従来のステントグラフトはステントのバネの力で患者の大動脈に固定していましたが、それでは固定力が弱く、ステントグラフトがズレるという問題が生じることをいち早く見つけましたので、より固定を強くするために、その後大親友となった、かつて雲上人だったパロディ医師（ステントグラフトの考案者）と一緒に、ステントを使用せずにスクリューで人工血管を固定する全く新しい物をつくりました。

また、大動脈瘤が破裂する因子は様々ありますが、大動脈瘤のなかの圧が大きな要因です。そこでClevelandクリニックのヤダブ医師と一緒に、大動脈瘤のなかに留置可能な超小型ワイヤーレス圧センサーを開発し、大動脈瘤に応用しました。まずイヌに人工的に大動脈瘤をつくる手術をして、後日このセンサーをカテーテルで大動脈瘤内に挿入しましたが、ワイヤーレスセンサーが検知した圧とその波形を体外から当てたラジオ波を用いた手づくりのアンテナが世界で初めて検出できた瞬間の興奮は今でも鮮明に覚えています。

　いずれのデバイスも訴訟リスクの高い米国で人体第一号を行うことには法的なハードルが高かったので、スクリュー型ステントグラフトはベネズエラに、センサーはアルゼンチンに持ち込んで最初の一〇例ほどの手術をしました。ベネズエラの病院の手術室はドア一枚開けると公道という野戦病院みたいなところで手術室も暑くて難渋しました。こうした動物実験、外地での成功を元に、ＦＤＡに提出する研究計画書を書き上げ、米国での大規模臨床試験を完遂し、いずれのデバイスも今では米国で薬事承認を受けて販売され、日常の治療に役立っています。残念なのは第五章でお話しするデバイス・ラグ問題のために未《いま》だにおひざ元の日本では使えません。私は、これまでにこうした新デバイスの開発のためだったり、ヨーロッパ各国を中心に行われていたライブ手術に招待され、そこで新しい手

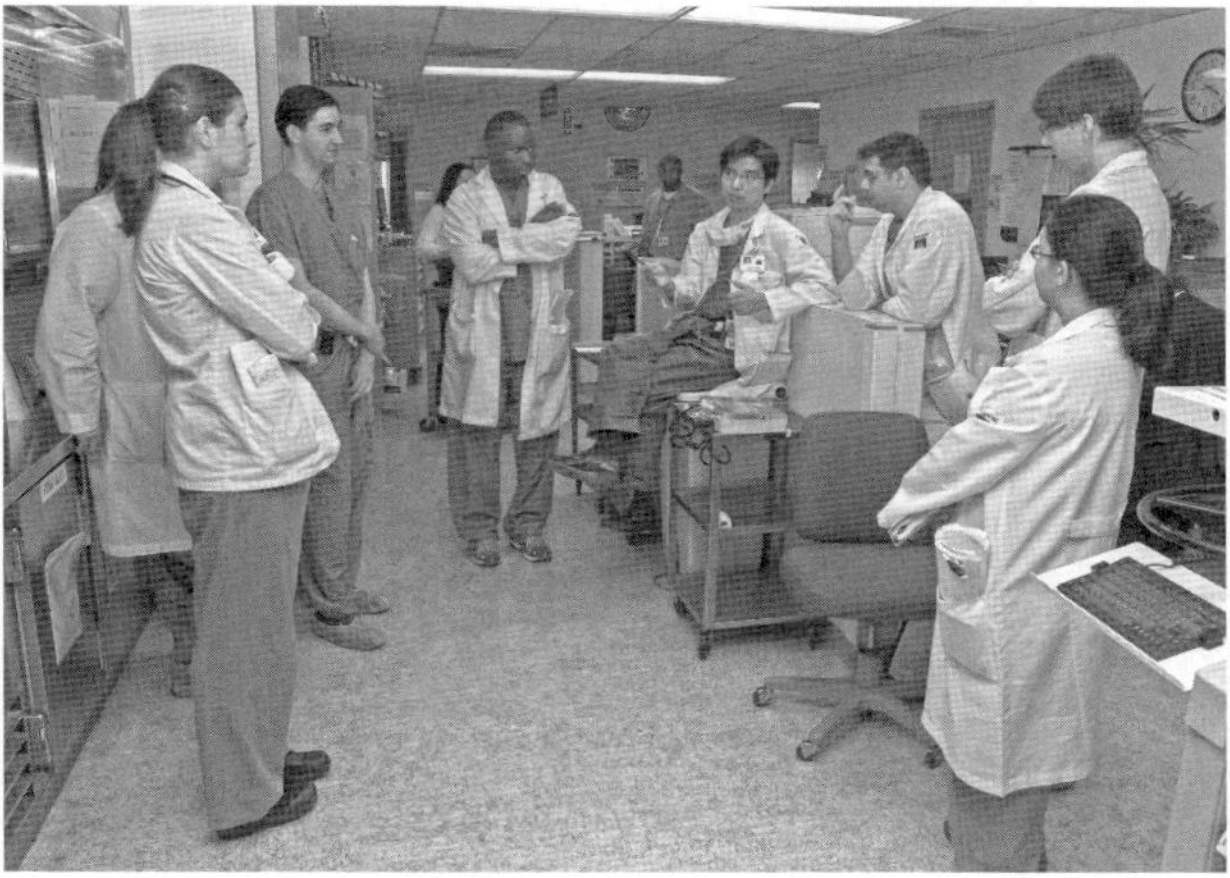

アインシュタイン大学病院のベッドサイドティーチング風景

術や機器を披露するために延べ一二カ国で手術をしましたが、世界各地の医療現場を体験できたことは第五章でお話しする「日本医療の未来像」を考えるうえでとても良い経験となりました。

「完成した手術は一つもない」

ヘルニア手術の開発以降私はそう思っているので、口ぐせのようにそう言っています。標準的、先進的とされている治療法にも、まだまだ改善の余地はあるのです。逆に言えば、すべての外科医に開発のチャンスが与えられています。第五章（「手術器具の改良」）でも述べますが漫然と仕事をこなすだけではなく、常識を疑って日々努力していれば、外科医には自ら開発した技術で治療法を改善していくトキメキが常に与えられているわけです。

だから学生に、一日一〇分は考える時間を設けるように指導しています。日本でも米国でも官僚や大企業のエリートも含め、みな情報収集と分析は得意ですが、こうした作業は私の言う「考える」ではなく「処理」にすぎません。もっと優れた手術を開発するにはどんな工夫をしたらいいか？　一日一〇分でもクリエイティブな時間を設けた結果、いくつもの新しい手術や器具を発明・開発することにつながり、それが無給医として渡米した日本人が米国の白人エリートを飛び越えて最年少で外科教授になってしまった原動力になりました。

これは創意工夫の大切さと強運であったことを物語っていますが、同時に人種や学歴を問わない米国の実力・成果主義の産物でもあります。日本で、留学生が数年後に教授になることなど考えられません。また、身寄りのない異国の地で寝食を忘れて仕事や研究開発に邁進《まいしん》し、度々訪れたピンチや苦難を乗り越えられたのは、医師としての自分のキャリアを犠牲にした妻の理解と協力と、かけがえのない子供たちの存在が心のささえになってくれたからです。

絶対に断れないオファー

時計の針を一九九六年に戻しましょう。ものおじせずに発言していた私も、アインシュタイン大学病院の無給研究員になった当初は沈黙せざるを得ませんでした。カンファレンス（症例検討会）にも参加していましたが、スター外科医を前に私が発言できることは何一つなく、周囲には「無口な日本人留学生」と映っていたことでしょう。カンファレンスで初めて私が発言したとき、「おっ、タックがしゃべるぞ」とだれかが言い、全員の視線が私に集まったことをよく覚えています。ニューヨークに移り住んでから、半年が経ったころのことです。

その症例は銃撃された患者さんのもので、動脈を流れる血液がどこかで静脈につながってしまう動静脈瘻《ろう》という病態に陥っていたのですが、放射線科で血管造影写真を撮ってもその箇所がなかなか特定できません。ビース教授が「だれか分かるか？」と意見を促していたのですが、だれも反応しない。

そこで、「僭越《せんえつ》ながら意見を述べていいですか？」と手をあげたのです。いちばん遠い位置から見ていた私の目には、銃弾で傷ついた血管から遠く離れた場所にある血管が、妙に太くなっている箇所が見えました。それを指摘したところ、その血管の選択的造影検査で「タックの言う通りだ」ということになりました。傷ついた血管から離れた位置に動静脈瘻があったのでみな気がつかなかった様です。

原因が分かれば治療は簡単です。その部分にカテーテルを通し、コイルを詰めて患者さんは一命をとりとめました。私が少しずつアインシュタイン大学病院で意見を述べるようになったのは、これ以降のことです。

ただしこの時点ではまだ、ステントグラフトの改良も、頸動脈狭窄症のステント治療におけるプラークのカス飛び実験もたいした成果は得られず、一人黙々と実験室で試行錯誤していました。

当初の留学期間である二年が終わるころになっても、状況はたいして進展しませんでした。日本から持参した軍資金はとっくに底をつき、妹から借りた三〇〇万円もなくなりそうでした。実験はまだ途中だけれど、学位（医学博士）は日本で既にとっていたし、実験のつづきは米国人の若手スタッフにひきつごうと考え、ビース教授のもとへあいさつに出向きました。

「今までありがとうございました。約束の二年がもうそろそろきますし、日本からもってきた軍資金も底をついたので、帰国します」

そう言うと、ピース教授から意外な言葉が返ってきました。

"I will give you an offer you cannot refuse."（君が決して断れないオファーをあげよう）

これは映画『ゴッドファーザー』にでてくる有名なセリフのもじりです。それにつづけて、

「タック、君の研究がいいところまできていることは知っているよ。それに動物実験なども手伝ってくれて、みんな君がいてくれて助かっている。もう少しここで勉強していけよ」

こう言ってくれたので、どんなオファーかと思って身構えました。

「君には今後、実験室長の肩書をあげよう。三年目からは給料もだそう。月に一〇万円でどうだ?」

どうだと言われても、最初の大げさなセリフの割には安い給料だなとは思いました。し

かし給料の額より、スーパースターのビース教授が引きとめてくれたことは、自分にとって大きな喜びでした。私を送りだしてくれた慈恵医大の教授にその報告をすると、「大いにけっこう。たっぷり学んでこい」との返事。こうして留学を延ばしたすぐあとに、プラークの実験も、順調に進んだのです。

慈恵医大に辞表をだして退路を断つ

アメリカ留学から三年が過ぎようとしたころ、母校の慈恵医大から連絡がきました。

「もう留学期限は過ぎているのでそろそろ帰ってこい」

もちろん私もそのつもりで、二度目の荷づくりも始めていました(一度目は渡米後三週間目に妻が妊娠したと分かったときで、無保険でしたのですぐに帰国するつもりでした。これに関しては、米国医療の実態を記す第一章でも触れています)。

ところが帰国の意思をビース教授に伝えると、彼はまたしても例の言葉をくり返したのです。

"I will give you an offer ......"

「ドクター・ビース、オファー条件の問題じゃないんです。この三年間で学んだことを、母校の慈恵医大で実践に移したい。アメリカの医師免許がないままここにいても手術ができないし、外科医として手術室に戻りたいんです」

それに対し、ビース教授は思いがけないことを言いました。

「いや、タックにはまだここに残ってほしい。この国の医師免許と永住権を取得すればいい。（ステントグラフト術や頸動脈ステント術を担当する）血管内治療科部長の肩書もつけて、給料は年俸二五〇〇万円にしよう」

月給一〇万円からいきなり年俸二五〇〇万円。日本ではとうていあり得ない話です。米国の医師免許にしても、本来はレジデント経験や試験が必要ですが、それをパスして取得する方法を弁護士が考えてくれました。

〝ドクター・オオキは数々の新しいデバイスや手術を開発しステントの分野では世界的権威なので、アメリカで治療に当たってもらえば、アメリカ市民の健康増進に大いに役立つ〟

という誇張したストーリーをつくり、複数の米国の外科教授から推薦状をもらったり、学会発表したときの写真やビデオを集め、ニューヨーク州医事局に申請してくれたのです。

一方慈恵医大からは、「帰国しないなら辞表を書け」と通告されていました。三年どころか四年も五年も米国留学している同窓生もいましたが、私が辛い二者択一を迫られたのは、留学に際して慈恵医大の基金から一八〇万円の留学補助を得ていたこともあります。

「大木、あの一八〇万円には、留学期間が終わったら慈恵医大病院に戻り、学んだことを還元しろという意味合いがある。ニューヨークに残るなら慈恵をやめなさい」

というわけです。帰属意識の強かった私としては母校慈恵医大をやめたくないし、帰りたいのは山々でしたが、ビース教授の引きとめと米国でとことん挑戦してみたいという気持ちが勝ったので慈恵に留学資金を返納して辞表をだし、アメリカに残ることにしました。

収入と幸福度は正比例しない

その後首尾良くアメリカの医師免許も永住許可も取得し、アシスタント・プロフェッサー（講師）という肩書までもらった私は、一夜にして研究員から正式な血管外科のスタッフとしてレジデントやフェローを指導する立場になりました。

これまでの「年収と肩書の推移」と「トキメキ」の相関関係

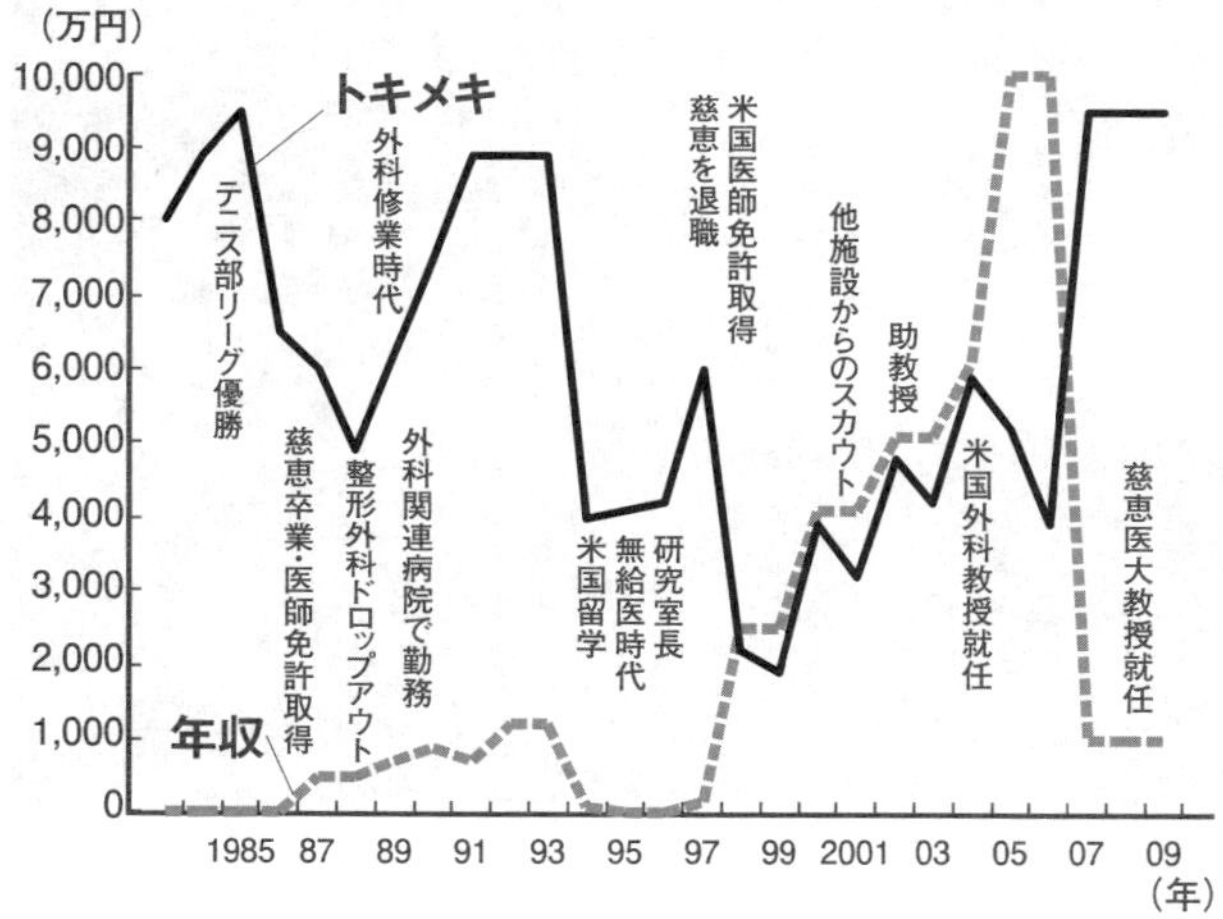

ここから先は、傍《はた》から見ればとんとん拍子と映ったことでしょう。渡米後七年目の二〇〇二年には、ビース教授に代わって血管外科部長のポストに就き、二〇〇五年にはアインシュタイン医科大学史上最年少の血管外科教授に選ばれたのですから。

この間、年俸も四〇〇〇万円、八〇〇〇万円と上がり、最後は一億円に届きました。しかし、年俸額と反比例するかのように、虚しさは募る一方。治療している患者さんも教えているのも外国人で、さらに一緒に働く仲間をライバルと見なす雰囲気に違和感を覚えていたのです。最年少教授に就任しても、無人島でノーベル賞をもらったよ

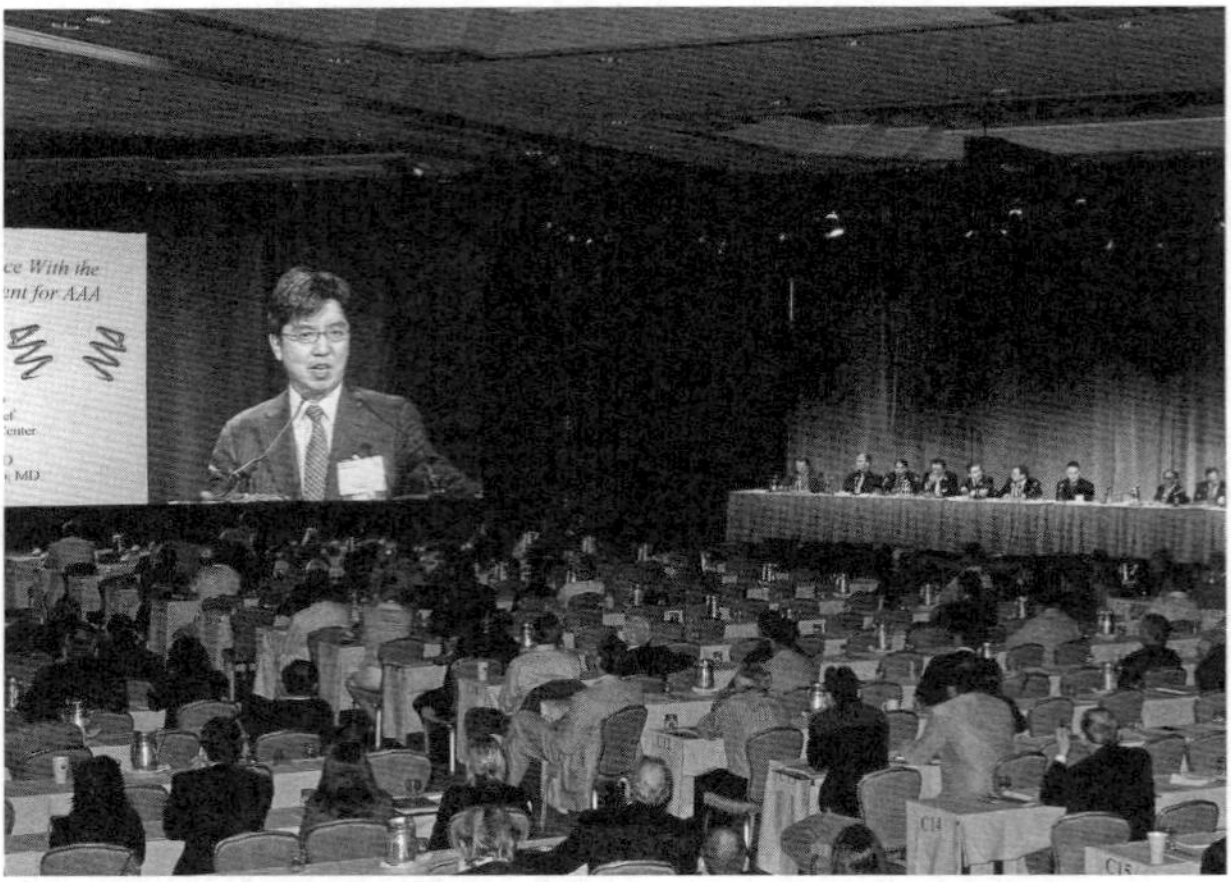

国際血管内治療学会での講演風景

うな虚しさを感じていました。

米国の医療状況については既に第一章で述べましたが、大学病院内の診療部は独立採算制で、私には血管外科の医師とスタッフ三七人の給料を確保し、配分する役割もありました。収入アップのために、高圧酸素カプセルを購入し、高圧酸素療法を導入したこともあります。血行障害などで低酸素状態になった患者をカプセルに入れて酸素を送りこむ療法で、医師の技術料が高くとれるのです。しかし、効果はさほど期待できません。それを分かっていながら導入してしまいました。ビジネスに走る米国の医療を否定していた私も、そこにどっぷり浸かっているうち悪魔に魂を売ってしまったわけです。

ある日の深夜病院で、三人の清掃スタッフとエレベーターに乗り合わせたことがありました。ジョークを飛ばし、大声で笑う彼らを見て、つくづく考えたものです。最後に自分があんなに屈託なく笑ったのはいつだったろう？

米国生活の前半は、長男、長女の誕生と永住権取得、新しい手術の研究開発などで息をつく暇もありませんでしたが、とても充実した日々を送っていました。しかし、いくつかの医療機器の開発をなしとげ血管外科部長、血管外科教授となり、アメリカでの日常が落ち着いた後半、私は笑顔やトキメキを忘れかけていたことに気づいたのです。

ある日、アインシュタイン大学病院に日本人の患者さんがやってきました。日本の大学病院で「治療不能の大動脈瘤」と診断され、一縷《いちる》の望みを託して私の診療を受けにきたのです。ステントグラフト術で治療したあと「先生、ありがとうございました」という日本語を聞いたとき、久しぶりにトキメキを感じました。

目の前で苦しんでいる患者さんに人種の区別など感じたことはないはずですが、「ありがとう」という日本語は実にすがすがしく響いたのです。米国の学会発表にしても、一〇

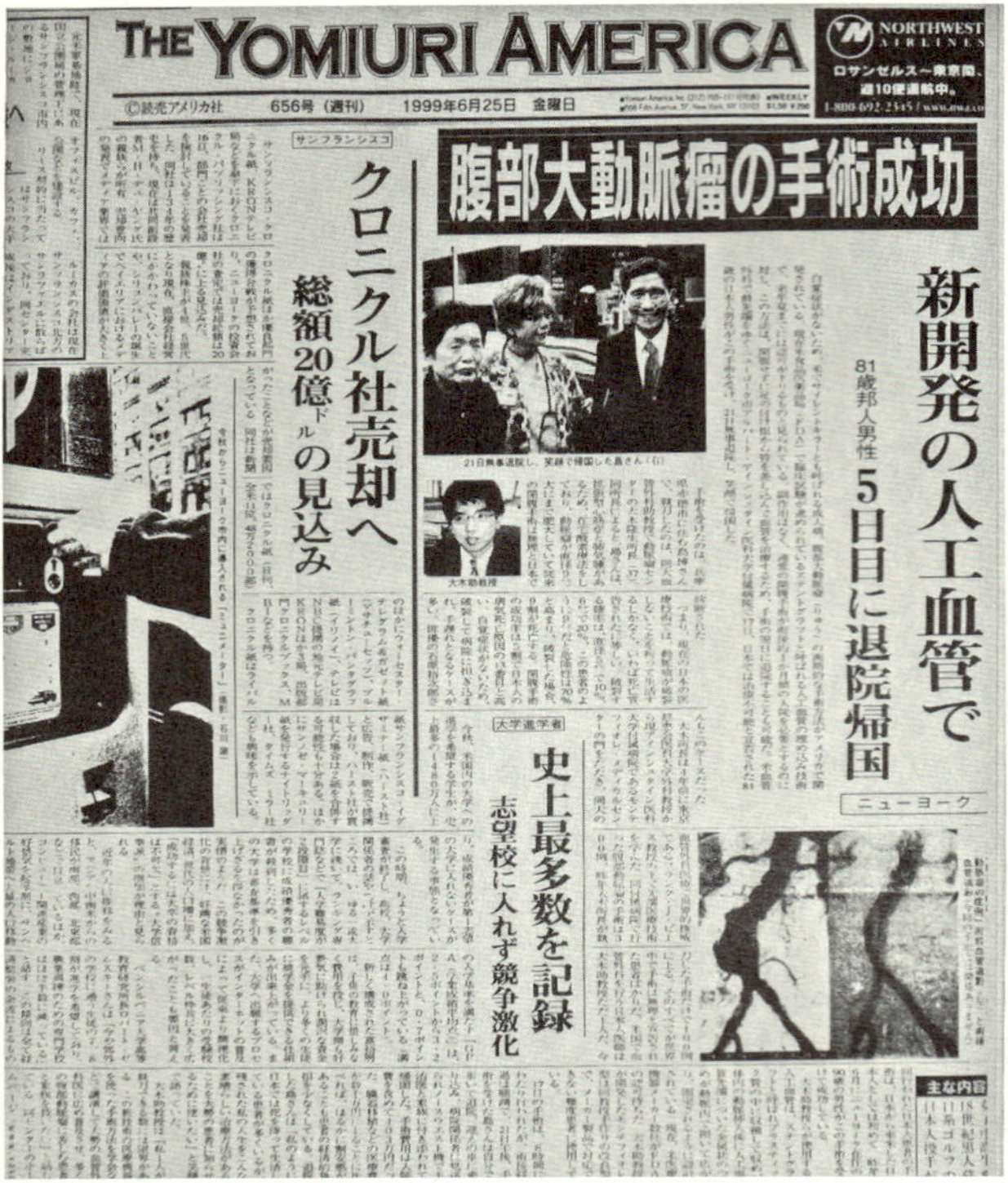

THE YOMIURI AMERICA

©読売アメリカ社　656号（週刊）　1999年6月25日　金曜日

NORTHWEST AIRLINES
ロサンゼルス〜東京間、週10便運航中。

腹部大動脈瘤の手術成功

新開発の人工血管で

81歳邦人男性 5日目に退院帰国

ニューヨーク

サンフランシスコ

クロニクル社売却へ

総額20億ドルの見込み

大学進学者

史上最多数を記録

志望校に入れず競争激化

主な内容

アインシュタイン大学病院にやってきた、日本人の患者さん

○○人の来場者のなかに一人でも日本人ドクターを見つけると、俄然《がぜん》モチベーションが上がります。米国では指導する後輩もすべて外国人ですが、日本人の後輩にも教えられたらどんなにいいだろう。日本で血管病の治療をしたら、日本の若手外科医を指導したら再びトキメキを感じられるかもしれない、漠然とそう思い始めました。

慈恵医大病院から「外科教授に立候補し帰国し、慈恵の外科を再建してほしい」との連絡を受けたのは、ちょうど米国でトキメキを失いかけているときでした。

絶対的に不利なオファー

アインシュタイン大学病院にいた当時、米国のいくつかの大学病院からオファーを受けました。慈恵医大病院から復帰の打診を受けたのは、コロンビア大学から誘われていた時期でもあります。さらにもう一つ、米国大手医療器メーカーの日本法人社長にならないかという話もきていました。

オファー先の条件を並べると、慈恵医大病院以外は年俸一億円以上。ニューヨークでは、渡米後まだ無給で子供がいなかったときに月一三万円で賃借した１ＬＤＫのアパートに、家族四人で一二年間住みつづけていました。不動産をもたない代わり、ローンもゼロという生活です。家族とともにごく普通の生活ができ、プライバシーが保てる空間があれば充分です。飛行機の座席では、体を伸ばして寝られるシートを「ファーストクラス」と言うではありませんか。家にしても、体を伸ばして寝られる場所さえあればまさにファーストクラスで不自由はありません。このときも「衣食足りたらトキメキ求めよ」という考え方や過分なお金は人を幸せにする訳ではないことを実感しました。

車もニューヨーク時代からずっと中古のままです。自宅にプールがなくても泳ぎたければ海や近くのプールに行けばいいし、テニスがしたければ公共のテニスコートを借りればいい。立派な家や車は、家族の幸せとはあまり関係がないと私も妻も思っています。

医療品メーカーとして実績のある米国企業の日本支社長、という誘いはありがたかったのですが、やはりメスを握れない仕事に就く気持ちはありませんでした。コロンビア大学に気持ちが傾くこともありませんでした。ビース教授に憧れて世話になったアインシュタイン大学病院に、恩義を感じていたからです。

残る慈恵医大病院は年俸は他の選択肢に比べて一〇分の一以下程度という提示でしたが、

私にはプライスレスの価値があるように思えました。まだステントグラフトが保険適用になっていなかった日本の血管病治療はこの時点でもまだ大きく米国に後れをとっていたので、困っている患者さんが大勢いるはずです。慈恵医大病院に帰れば、その人たちの「ありがとう」が聞けます。一度辞表をだした母校へ復帰できることと、一二年間離れていた仲間たちと再会できることも大きな喜びでした。

一億円が三つと一〇分の一以下のオファー。ほとんど迷うことなく慈恵医大病院を選びました。仕事先の選択は、車や家を選ぶのとは違います。たとえば車なら、スペックや馬力、燃費、価格を比較して条件がいいものを選べばいい。しかし自分の仕事は給料や条件を比較したところで、満足が得られるかどうかは分かりません。だったら単純に、「何がいちばんしたいか」自分の心に聞くしかありません。その結果が「日本で患者さんを治療したい」だったのです。もう一つ、この時期の慈恵医大は逆風にさらされていたので、「自分が戻って母校の再生に尽力したい」という気持ちもありました。簡単にできることではないかもしれませんが、やりがいは大いにあります。慈恵の給与は他の選択肢に比べれば低かったですが「衣食足りる」には充分な額でしたのでまさに「衣食足りたらトキメキを求めよ」と考えて決断しました。二〇一五年にメジャーリーグで活躍中の黒田博樹選手が年収が五分の一になったにもかかわらず出身の広島東洋カープに戻ってきたことが話題を集めましたが、彼も当時の私と同じような心境だったのではないでしょうか？

帰国の決断をアインシュタイン大学病院の院長に伝えると、強く慰留されました。以前、私がほかの大学病院から誘われたとき、年俸を引きあげることで慰留した院長は、今度もまたお金で引き止めようと思ったようです。でも私は、昇給交渉をもちかけた院長を制して言いました。

「いや、今回はだめです。いくらお金を積まれても私の決意は変わりません。だってアインシュタイン大学病院は、私にお金を積むことはできても日本人の治療や母校の仲間を提供することはできないからです」

これには院長もうなずくしかありません。こうして私は一二年間のアメリカ生活に別れを告げ、母校の大学へ家族と一緒に戻ってきたのです。

第四章　意識改革で外科医局再生
――トキメキと安らぎのある村社会

疲弊しきった外科医局

二〇〇六年七月、私は米国から一二年ぶりに教授として慈恵医大病院に戻ってきました。四三歳での臨床系教授就任は、一三〇年に及ぶ慈恵医大の歴史のなかで最年少記録だったそうです。

といっても、教授就任が目的で日本へ戻ったわけではありません。私が地位を求めていたら、初めから遠回りな医者など選ばずキャリア官僚になるか、父のように商社にでも就職していたでしょう。ひたすらよりよい治療、手術を追求していたら、図らずも早い時期に教授になってしまっただけです。帰国の理由は、日本人の患者さんを治療できること、日本人の後輩を指導できることのトキメキ、そしてこの時期ピンチに陥っていた母校を救わなければならないという使命感でした。

一二年ぶりに戻った外科医局は、想像以上にがらりと変わっていました。以前の慈恵医大病院には和気あいあいとした空気が流れていたのですが、帰国時の医局全体には緊張した雰囲気が漂い、医師たちもみなピリピリしていたのです。それも仕事の責任感が生みだす心地よい緊張感ではなく、失敗を恐れる怯えのような緊張感でした。

これより数年前、慈恵医大青戸病院での事件や、研究費不正流用疑惑がメディアで大きく取り上げられたことがあります。さらに外科では、独立していた四つの外科医局を統合する大きな組織改革を図ったのですが、それが裏目にでて外科医局の求心力が弱まり、悪循環に陥っていたのです。

この時期は慈恵医大だけではなく、先述した「医療崩壊」が世を席巻《せっけん》していたときでもありました。医療崩壊の構造や再生ビジョンについては次の章で述べますが、慈恵医大病院の外科医局も入局者が減ると同時に退局者が続出し、「深刻な危機」を迎えていたのです。

当時の外科医局は入局者より退局者のほうが多く、最盛期は関連病院に派遣されている者を含めて二二〇人いた人員が一九六人に減っていました。医局員が減少すると、様々な局面で弊害が現れます。大学の医局は大学以外の様々な病院に外科医を派遣して地域医療に貢献していますが、無い袖《そで》は振れないのでこうした病院からは撤退せざるを得ません。また、人が減っても仕事は同じ量だけありますから、まず勤務時間が増えてしまいます。

診断書を書いたり、手術や麻酔に対する同意書をもらうなど、医局員の数が足りていればみんなで手分けしてできる診療以外の仕事も一人でたくさん抱えこむことになり、残業時間がますます増加するわけです。大学病院では時間外の仕事に対して、手当が充分にでるわけでもありません。収入は同じなのに、仕事だけが増えることになります。

若手の医師にとって、これは死活問題です。大学病院勤務医の給与は、一般の方が想像するほど多くありません。研修医の給料は、一般企業の新入社員よりずっと低い額です。医師になって二〇年ぐらいまで、週五日働いている大学病院からの給与は、平均年四〇〇万円ぐらいでしょうか。

そのため医局員の多くは、週休二日のうち一日を使って、近隣の一般病院へアルバイトに行きます。そこで日勤をこなせば、八万円前後のアルバイト料が得られます。これらを週に一回こなすと一カ月約三〇万円になりますので、本来の給与にプラスすると年収八〇〇万円近く。これで不足している場合は、大学病院の当直に加え、一般病院で当直（夜六時～翌朝七時まで）をします。ほぼすべての大学病院勤務医は、本来の勤務とアルバイトをかけもちして生計を立てているのが実情なのです。

ところが、勤務先の大学病院で仲間の数が減ると、アルバイトに行く時間がとれなくなります。先ほど仕事は増えても収入は同じと述べましたが、実質的には収入は減ってしまうわけです。これに加えて日夜バッシングとクレームにさらされているのですから、退局者はますます増えるばかり。人手不足がある水域に達してしまうと、こうした悪循環が始まるのです。

私の帰国時は、まさに負のスパイラルが進んだ状況で、外科医局が再生不能になる一歩手前でした。血管外科も例外ではなく、私を同科へ誘ってくれた先輩医師が去り、残った二人の医師が支えていたものの、外科だけでなく三二あるすべての診療科のなかで診療報酬（売り上げ）は最下位でした。

「血管外科」アピール活動

教授として再び慈恵医大に赴任した私が、まずとりかかったのは血管外科を立て直すことでした。日本全体の血管外科医療を見ても、先進国アメリカに比べれば特にステントグラフト等の分野でまだ圧倒的に技術の差がありました。大学病院や総合病院でも診療科として血管外科を掲げている施設は極めて少なく、「心臓血管外科」という診療科で、心臓外科医が心臓以外の血管病も合間に診ている状況でした。ステントグラフトを用いた術式も、私の帰国前には日本で認可されておらず、保険適用にもなっていませんでした。

しかし、私が七月一日に帰国した直後の、七月一一日にステントグラフトが認可されるという幸運にもめぐまれましたのでその普及に努めました。

米国での一二年間で培った先進的な医療を母国に広めることは、私の使命でもあると考え、まずはそれに着手したのです。

帰国から一カ月後の二〇〇六年八月、慈恵医大病院で Japan Endovascular Symposium（JES＝血管内治療シンポジウム）を立ち上げて、ライブ手術を行いました。病院の手術室と大学の講堂を光ファイバーでつなぎ、ライブで手術の様子を見てもらう企画です。講堂で見学している医師たちの質問に手術室で答えながら、二日間で二〇件の手術をこなしました。手術のほか、日本ではまだ認可されていなかったステントグラフトをライブ手術で披露したり、アメリカの血管外科医療を説明するなど、ほとんどしゃべりっぱなしの二日間でした。

日本での活動は一二年ぶりだったため開始前は多少不安でしたが、予想以上の盛況で参加者はおよそ四五〇人。手ごたえは充分でした。ＪＥＳはこれ以来毎年夏に開催していますが、二〇一一年の第六回大会以降は毎年全国から一〇〇〇人を超える参加者が集いました。

血管外科手術のライブは、もともとアインシュタイン大学病院にいたころから行っていたものです。同病院では、血管外科医ビース教授が中心となって世界中の著名なドクターが講義をするビース・シンポジウムを毎年開催していたのですが、「そこでライブ手術をやらせてほしい」と私が提案したのです。

アメリカでもこの試みは評判を呼び、アインシュタイン大学病院の知名度アップや、当

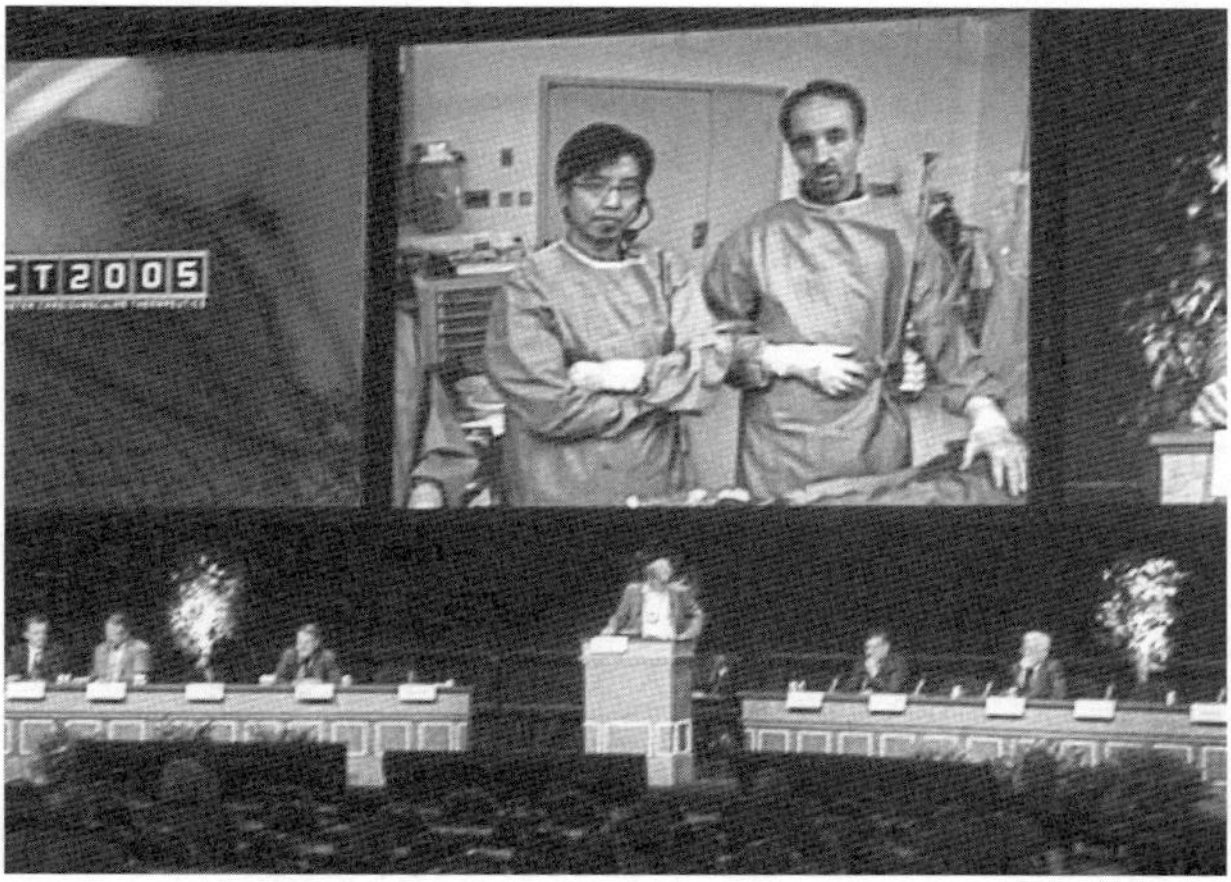

TCT2005でのライブ手術

時まだ医学界でも根強い反対のあったステントグラフトの実力を知らしめることにつながりました。新しい手術に関する論文はたくさん執筆しましたが、やはり百聞は一見にしかず、論より証拠ということなのでしょうか。ライブ手術のほうが、守旧派外科医には説得力があったのです。

多いときは約一万人の医師が見ている前でライブ手術をしましたが手術室に見学のために入れる人の数はせいぜい五～六人ですので、こうしたライブ手術の教育効果は絶大です。

日本でのライブ手術は海外で行っていたものを踏襲しました。二〇〇六年以降も毎年定期的にライブ手術を行うことで、血管外科の先進国アメリカと日本のギャップを急速に埋めることに貢献できたと自負しています。なお帰国して最初の年は、慈恵で施行した大動脈瘤ステントグラフト術が全国で施行された数の半数以上を占めていました。

患者数の増加は、それまで「手術は不可能」と見放されてきた大動脈瘤患者が全国から来院した結果でもあります。腹部や胸部を大きく開けて行う従来の大動脈瘤手術は患者さんへの負担が大きく、体力の衰えが目立つ高齢者や心臓病などほかの疾患を抱えている患者さんに対しては行えませんでした。しかし、ステントグラフトによる手術なら、そうした患者さんにも適用できるのです。

大動脈瘤は、どんなに大きくなっても痛みや苦しみを感じない場合が少なくありません。その代わり、いつ破裂するか予測がつかず、一度破裂してしまうと命に関わるケースが多い疾患です。つまり患者さんや家族にとっては毎日毎日、人によっては一刻一刻、不安と闘いながら人生を送ることになってしまいます。そのため手術が成功し、破裂の恐怖から解放された患者さんは、格別な笑顔を医師に向けてくれるのです。

アメリカにいた一二年間にも、心からの笑顔や感謝の言葉を数えきれないほどもらいました。しかし、母国に戻って笑顔と「ありがとう」の言葉をもらうことは、私にとってひときわ大きな喜びだと改めて実感したものです。それにしても帰国してからの最初の六年ほどはたいへんでした。帰国時に慈恵にいた血管外科医は二名だけでしたし、ステントグラフトを使ったこともありませんでした。

そんななか、ＮＨＫ『プロフェッショナル　仕事の流儀』を始めとする数々のメディアに紹介されたこともあり、全国から患者が殺到してきましたので、外来は休憩なしで朝九時から長いときは翌朝五時までやりました。つまり二〇時間連続で患者を診察し続けていたのです。しかも外来日以外は朝から晩まで手術室を二～三室使って並列で手術していましたし、後述する外科学講座の再生も同時に着手しており、ニューヨークには手術や研究開発のため毎月一週間ほど行っていましたので三六五日ずっと働いている状態でした。この期間、過労による肺炎、壊死《えし》性リンパ節炎、化膿性脊椎炎《かのうせいせきついえん》、薬剤性肝障害などで四回入院しました。

トキメキと安らぎのある村社会

血管外科診療科の新たな体制をつくりあげると同時に、私は次の課題に着手しました。二〇〇七年四月に就任した慈恵医大病院外科学講座のチェアマンとして、医局全体を立て直す仕事です。

慈恵医大の外科学講座には消化管外科、肝胆膵《かんたんすい》外科、呼吸器外科、乳腺・内分泌外科、小児科外科と血管外科の六つの診療科があり、それぞれに診療部長が存在し、主任教授三名、医局員二〇〇名以上もいる大所帯で、チェアマンはそれら全体を統括する立場です。学長からチェアマンに指名されたとき、どうやって求心力と勢いを失ったこの大講座を立て直すかということを一生懸命考えました。米国で血管外科の運営を任されたときは第一章で述べたように強い予算権も与えられていたため、経済的インセンティブで部下や職員の士気を高めるという極めてシンプルな手法で組織運営ができました。しかし、日本では教授にもチェアマンにも部下の給与やボーナスを決める権限は与えられていませんので、こうした手法は使えません。何より、米国で経済的インセンティブで組織運営することの

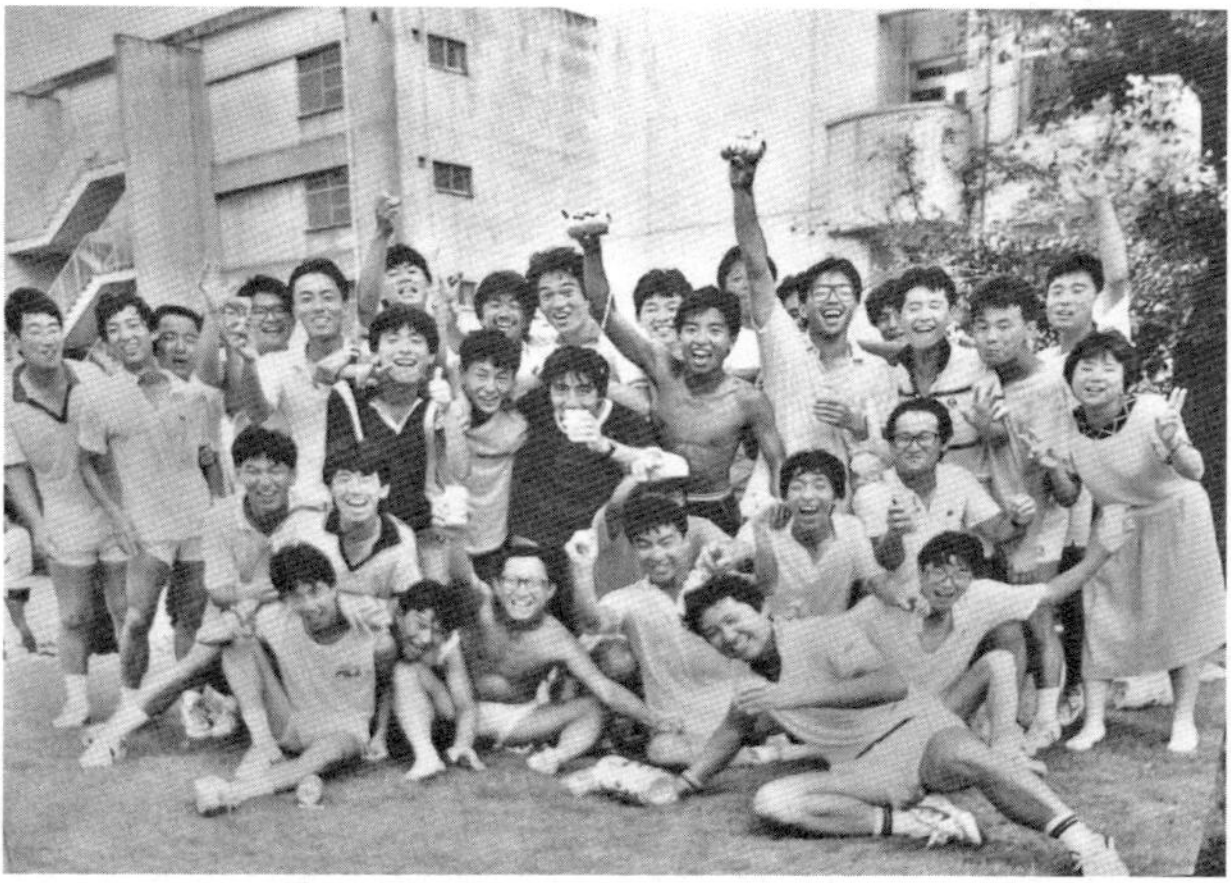

テニス部、リーグ優勝後のビールかけ（中央上半身裸、筆者）

限界も悟っていました。短期的には業績を伸ばせますが、毎年、未来永劫業績が伸び続けなければこの手法は行き詰まってしまいます。でも組織運営は中長期的視野に立ち、継続可能なシステムが必要です。そこで思い出したのは学生時代に熱中した部活です。経済的インセンティブなど全くないのに、どうしてあれほど寝食忘れて情熱を傾けられたのか？その答えは良き仲間がいたことと、その仲間と同じ目標に向かって邁進できたことだと考えました。従って、日本での組織運営には米国流の短距離的やり方ではなく、部活を基本コンセプトとすることにしました。

さらに「医局員の総幸福度アップ」という

具体的目標もたてました。医療の目的は患者さんの心身を診て憂いを取り除き、社会に貢献することですが、そのためにはまず医局員一人一人が活き活きと働ける環境にしなければなりません。こうした考えに基づき外科医が本来の輝きを取り戻すために私が掲げたキーワードは、「トキメキと安らぎのある村社会」でした。村社会というと封建的、閉鎖的な暗いイメージを持つ方もいるかもしれません。

しかし私が思い描いたのは、部活でそうであった様に友愛をベースにした明るい村社会。ドイツの社会学者テンニースが提唱した、ゲマインシャフト型社会です。ゲマインシャフトは日本語に直すと共同社会、英語ではコミュニティで、地縁や血縁、友情によって自然発生し、深い絆《きずな》を持つ集団を意味します。

ゲマインシャフトに対し、利益の追求を目的として人為的に形成された集団はゲゼルシャフトです。親愛感情で人とつながるのではなく、利潤追求などの共通目的のためにつながる利益社会。実力主義、業績主義が横行し、勝った者だけが生き残れる仕組みになりがちな組織とも言えるでしょう。

私が一二年を過ごした米国、ことにニューヨークは、まさにゲゼルシャフト型でした。

だれもが自分中心に行動し、勝った者が利益を一人占めする冷たい組織です。母校の外科医局を統括するに当たって、これを反面教師としようと考えました。

先程部活を基本コンセプトにすると言いましたが、部活精神をベースに、高度成長期時代の日本企業を具体的なモデルとしました。近年は日本企業も実力主義になり、年俸制、契約制をとるところも増えてきたようですが、かつては終身雇用制度が当たり前でした。その当時の日本企業に就職したサラリーマンは、会社を一つの村、同僚を第二の家族とみなしていました。自分の活躍が仲間にほめられ、会社の発展につながる組織。無人島でノーベル賞をもらうより、仲間に祝福される社長賞をみんなが目指す、そんなトキメキがあふれていた組織です。

もちろん社内での競争もありましたが、アメリカのように仲間をライバル視して蹴落とす「決闘」ではなく、お互いを刺激し、高め合う「切磋琢磨」でした。モーレツサラリーマンと呼ばれるほど労働時間が長くても、やりがいや生きがいを感じていました。商社に勤めていた私の父も例外ではありません。

自らの手を使った医療行為で患者を救える外科医は、元来やりがいやトキメキのある仕事です。完成された手術はないので、よりよい手術法や新しい手術法、医療器具を自ら研究・開発していく喜びもあります。なおかつよき仲間や先輩が周囲にいて、「今日、すごくいい手術をしたな」「役に立つ器具を開発してくれてありがとう」と言われる環境があれば、トキメキは持続し、後輩を育てるモチベーションも上がることでしょう。さらに公平な昇格人事がなされることや、医局を去るときに様々な配慮がなされれば、トキメキは一層増していきます。

しかし、トキメキだけでは生活が成り立ちません。それに加え、仕事場や収入が一生保障されれば、安らぎが生まれると思うのです。

これらのトキメキや安らぎについては後ほどより具体的に述べますが、こうした絆をベースとした明るい村社会とそこから発生する損得勘定抜きの無限大パワーこそ、外科医局再生への道だと私は考えました。明るい村社会で家族的な仲間とともに思う存分仕事ができれば組織も発展し、おのずと患者さんからの笑顔や「ありがとう」もきっと多くなるはずです。さらに、先輩外科医たちが活き活きと仕事している姿を見れば、自ずと若手も外科医を志望することでしょう。

理不尽を極力排除した人事

「今回の人事では君に借りができた。つぎの人事では必ずその借りを返すから少しのあいだ辛抱してくれ」

こう約束することで、不便な場所の病院への医師の派遣が可能になり、僻地《へきち》の医療も維持できます。

この様な信頼ベースの人事が可能になって初めて、医局は人材バンクとしてきちんと機能するのです。意に沿わない異動を命じられた医師たちも、「つぎは自分の希望が叶う」と安心して新しい勤務先に赴任してくれることでしょう。実は、昨今の僻地医療崩壊は、二〇〇四年に導入された新医師臨床研修制度によりこうした大学医局の人材バンクとしての機能が低下したことが、大きな原因の一つなのです。

また医局には、定年退職後も働きたいと希望する医局員に、責任をもってその勤め先を見つけるという役割もあります。医局ライフを終えて村からでて行く人に対しても、外で第二の人生を見つけてあげるのが医局の役割なのです。以前は会社でも医局でも当たり前だったこうしたシステムを再び確立させ、実行に移したことで「安らぎのある村社会」に一歩近づき、医局を安住の地と感じてくれる医局員が増えたと思います。

絆を強める村のお祭り

外科医局という村社会の絆と帰属意識を強め、村に明るさと活気をもたらすには、部活や昭和の日本の会社がそうであった様に仕事場以外でも時間を共有する行事やお祭りも欠かせません。

新しい入局者の歓迎パーティー、同門会、納涼会、忘年会のほか、二〇〇七年にチェアマンに就任してから長らく中断されていた年一回の慰安旅行も復活させました。新しくつくったイベントとしては『大木杯ゴルフコンペ』と『月例チェアマン夕食会』があります。

ゴルフコンペは年二回既に一七回開催しましたが、毎回外科医だけで五〇名前後の参加があり、外科医のゴルフ熱の高さを喜ばしく感じています。チェアマン夕食会は毎月第一金曜日に病院近くの居酒屋を借り切って、医局員から学生までだれでも無料で参加できる会です。

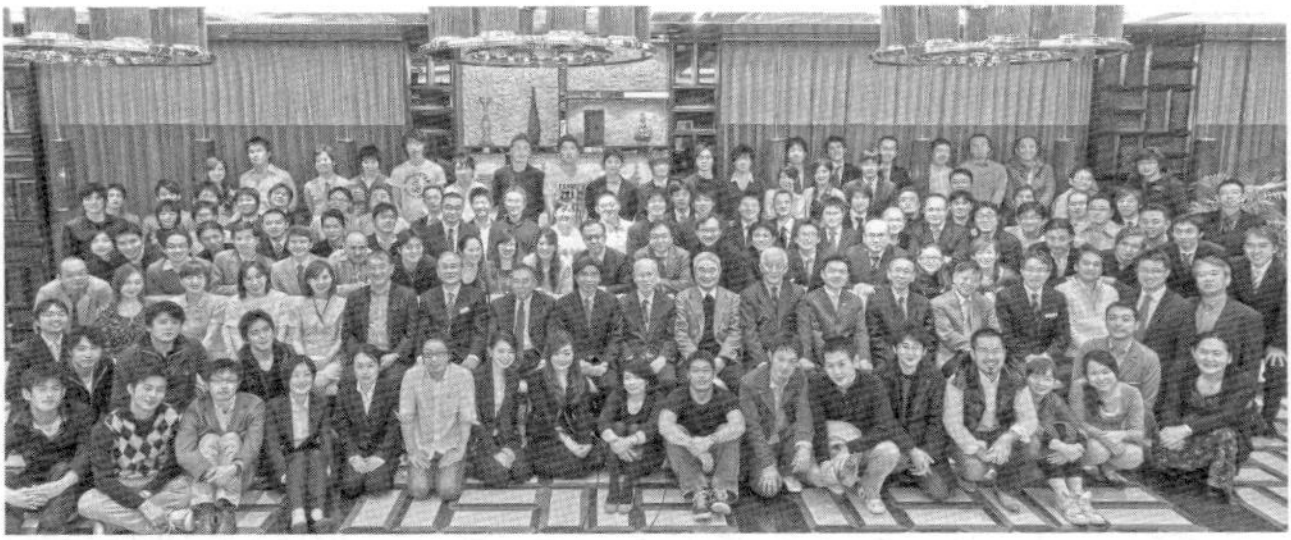

『第50回記念月例チェアマンタ食会』

チェアマンタ食会を始めたのは二〇〇八年一月ですが、それ以来ただの一度も欠かしたことはありません。回数でいえば二〇一五年一一月までで九〇回、一回平均三〇人ぐらい出席しますから、これまで延べ二七〇〇人前後の人が参加したことになります。

外科医局のOBと現役医局員の交流を目的とした同門会も大事な行事の一つです。ただ一緒に飲み食いするだけの同門会ではなく、先進的な医療に携わる後輩が学術的な情報を先輩に伝え、先輩からは歴代教授のエピソードや思い出を語ってもらいます。

同門会自体は以前から開かれていましたが、二〇〇六年の開催時に参加してくれたOBは五〇〇人の会員のうちたった一五人。そこでOB会会長らの協力を得ながら、懸命にアピールした結果、二〇〇九年には二〇〇人のOBが集まってくれました。時期は違っても同じ医局に在籍した者同士、情報交換や患者の紹介などがスムースに行える関係をつくっていくのが理想です。また同門会の年次総会で臨床・教育・研究の三部門でのベストドクターを選出し表彰していますが、「仲間に祝福される社長賞」は無人島でもらうノーベル賞よりもうれしく、医局員の士気向上に一役買っています。

学生に外科の魅力を伝える

外科医局には毎月新しい学生が実習にやってきます。ポリクリといって、複数の医局を一カ月ずつ回って診療を実地で学ぶシステムです。その機会を利用して、我々は学生たちに外科の素晴らしさを伝えます。

その第一歩は学生一人一人をよく知って、積極的に声をかけること。手帳に毎回六人ぐらいずつやってくる学生の名前や出身地、出身高校、所属クラブなどの情報を書きこみます。外科医局にはチームワークが必要ですから、チームで活動できる人間が求められます。

病院内で彼らと出会ったとき心がけているのは、必ず名前で呼ぶこと。多くの診療科で実習生は「学生さん」としか呼ばれませんので、名前で呼んでくれたということだけですごく喜んでくれるのです。

また、全員に手術針と糸を使った縫合実習をやらせて点数をつけていますが、こんな些《さ》細《さい》なことでも手を使う外科医という仕事の魅力が伝わります。手術の見学はもちろんのことですが外来見学も重視しています。外来というと内科のイメージが強いと思いますが、外科外来でこそ外科のダイナミズムが感じられるのです。なぜなら外来では不安をかかえた手術前の患者さんと共に、無事手術を終えた笑顔一杯の患者さんにも接することができるからです。手術前と後のコントラストが明瞭なことと、喜ばれる喜びを最も体感できるのが外科外来です。ただし、手術中は手を動かしながら口も休むことなく学生に手術の解説をしたり、忙しい外来の最中も第二章（「医療事故報道への過剰な反応」）で述べたあるべきインフォームドコンセントの在り様や患者さんとの信頼関係構築の方法などを教えるのは大変ですが、外科の将来を担う若手の心に火をつけるのは大切な仕事なので手は抜けません。

ロールモデルのいる職場

ポリクリやチェアマン夕食会は、外科医療の魅力を最大限にアピールするチャンスです。この場を利用して、あるいはほかの機会にも「自分の知識、自分の技術、自分の手を使って患者を治し、結果の白黒もはっきりでる外科医のやりがい」や、「後進の育成も運動部の部活同様トキメキがあること」「外科医療には研究開発の余地がたくさん残っていること」などをくり返し語っています。

正直言って様々な業務を抱え、ただでさえ忙しい私にとってこうした活動は負担です。しかし、これも外科のやりがいや楽しさを理解してもらうため。実習生はまだ五年生ですから、将来どの診療科を専門にするか迷っている人も多いことでしょう。彼らはまだまっさらな状態ですから、外科医療の魅力をくり返し聞かされ、診療の場で医師と患者が信頼し合う姿を目の当たりにすれば、「外科医っていいな」と思ってくれるはず。そう信じて外科の伝道に励んでいます。

しかし、私がいくら張りきって学生と関わっても、彼らが実際に一カ月を過ごす外科医局が魅力的に映らなければ、私の熱意は空回りに終わってしまうでしょう。そこで医局員たちに、こうお願いをしました。

「楽しそうに仕事しよう。学生や研修生の前で愚痴を言わないようにしよう！」

どんな内容にせよ、先輩が職場で愚痴をこぼしているような医局に、だれが入りたいと思うでしょうか。逆に先輩たちが楽しそうに活き活きと仕事をこなしていれば、外科医療そのものが輝いて見えると思います。憧れの対象となるロールモデルの存在は非常に大切なのです。

だから医局員には、こうも言っています。

「やせ我慢をしてでも学生や研修生の前では笑おう。後輩のロールモデルになろう！」

自らの仕事や勉強だけで手いっぱいなのに、つぎつぎやってくる実習生、研修医の指導に追われる医局員は大変だと思います。しかし、やせ我慢でも笑顔をつくって仕事をしていれば周囲の雰囲気もなごやかになり、いい循環が生まれてくるものです。

その証拠に、外科医局の実習を終えた学生や他学から見学にきた学生にアンケートをとってみると、「忙しくてもみんな楽しそう」「先輩の目が輝いていた」「志望を外科に変え

外科学講座の医局員数の推移

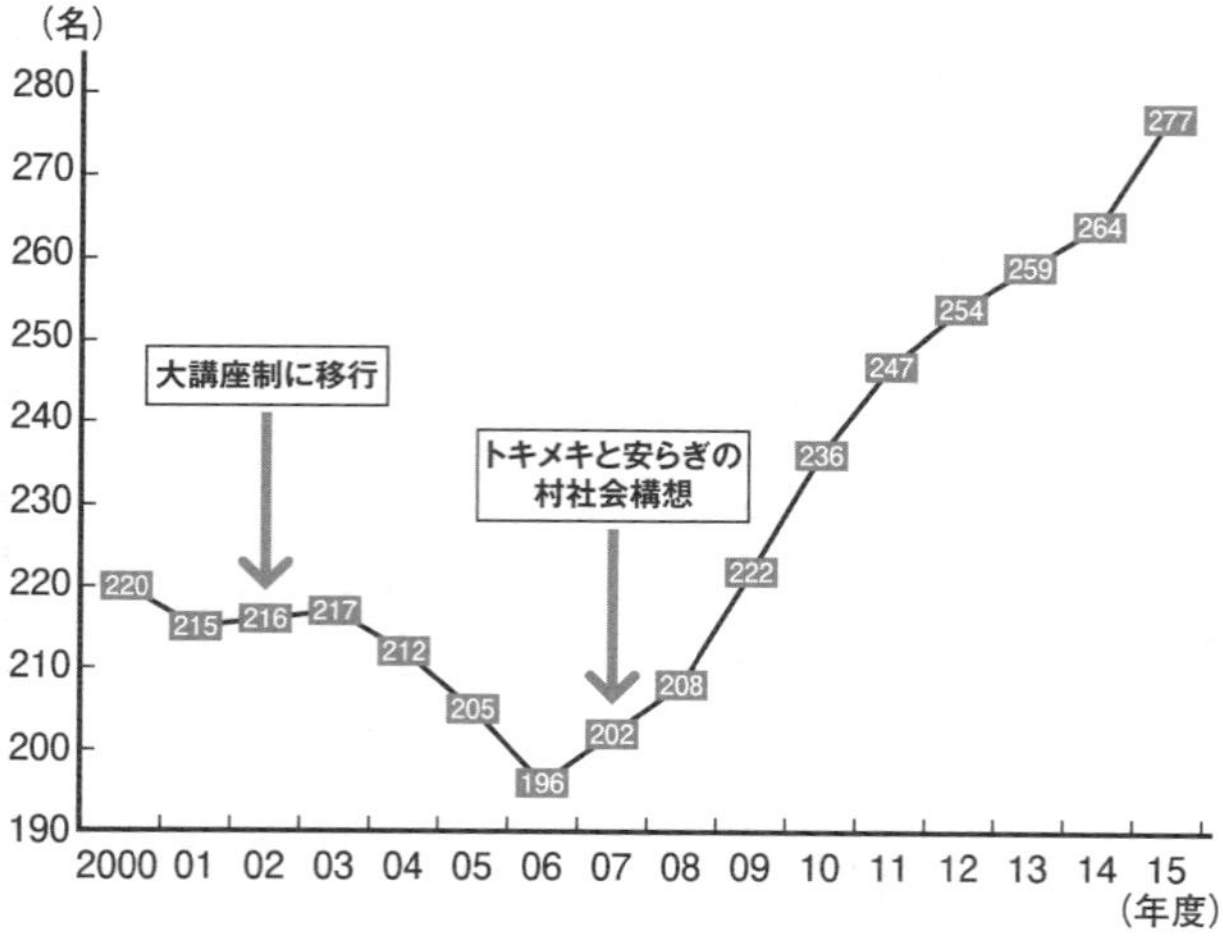

ようと思った」など、好印象がつづられています。

　これは具体的な数字でも表せます。二〇〇三年から八人、六人、四人、四人と毎年減っていた新入局員数が、二〇〇七年度からプラスに転じ一三、一三、二四、一六、一八、一六、一〇、一九人、と大幅な増員です。もっとうれしいのは、二〇〇六年以前は毎年二ケタに達していた退局者が二〇〇七年以降毎年三～五人と大幅に減少したことです。きっとより多くの医局員にとって、医局のいごこちが良くなった成果ではないでしょうか。こうして退局者が減り入局者が増えた結果二〇〇六年時に一九六人まで減少していた外科医数は二七七人まで増加しました。全国的な外科離れが進むなかで、慈恵医大の外科人気は異例のことで、全国の医学部でも注目されました。医局員同士の絆が深まり、帰属意識と求心力が高まったことで退局者が減り、その活気ある職場に魅力を感じてくれた若手が入局するという良循環が生じたのです。

私自身は帰国して最初の六年間「休日ゼロ」と言っても決して過言ではない生活でした。しかし、ノブレス・オブリージュの言葉通り、組織のなかで高い地位にいる分、ほかの医局員より重い責任を背負わなければなりません。一層のやせ我慢をして村の環境をよりよくすることが村長の仕事です。そのため現在九〇回目を迎えた月例チェアマン夕食会はとりあえず第一〇〇回までは継続するつもりです。

外科医は世界一のお金持ち

「はじめに」でも書いたように、人間たるもの「衣食足りたらトキメキを求めよ」と思っている私は、それを学生や若手にも伝えています。人間には様々な欲望がありますが、生理的なものを除けば概《おおむ》ねやがて飽きるものです。その最たるものが金欲、権力欲ではないでしょうか。お金は「衣食足りる」ためには絶対必要ですが、それ以上の過分なお金は人間を幸せにするためにあまり貢献しないと私は思っています。「住」は横になって寝られるスペースがあれば充分で、豪邸や高級車を買ったところで、本当の充実感にはつながらないことは、米国で一二年間の間に無給医から年収一億円になっても住む家も車も変わらなかったことで実証しました。

お金は水と似ています。水は生きるために必要な量がなければ命に関わりますが、過分にあっても意味がないのです。

人間にとってもっとも普遍的な欲望は、「人に喜ばれること」だと思います。これも前に述べたように、外科医を選んだのは、メスを握って治療に当たることで、人に喜ばれる仕事だからです。

人に喜んでもらえることで得られるトキメキは、お金では買えません。ビル・ゲイツは世界一のお金持ちと言われますが、本当にそうでしょうか？　ビル・ゲイツだけでなく世界中のお金持ちはお金でトキメキを買おうとして豪邸や高級車やジェット機をたくさん所有していますが、彼らが揃って最後にたどり着くのは慈善事業です。これも、彼らが十二分に衣食足りた結果、さらなる「喜ばれる喜び」や「トキメキ」を求めるからだと思います。

一方、外科医は毎日、崇高なトキメキを感じながら仕事に従事しています。慈恵医大には遠方の病院で「治療不能」と診断された人が多数訪れますが、その人たちの命を救ったときに得られる達成感、充実感は、大富豪が大金を出資して慈善活動をしても味わえないものでしょう。

衣食足りた先のお金はトキメキを得る手段、と考えるとき、反対に外科医が日々味わっているトキメキをお金に換算したら、世界一のお金持ちと言えるでしょう。このことはよく学生にも話し、「衣食足りたらトキメキを求めよ」と発破をかけています。その代わり、「衣食足りるまでは夢を語るな」とも言います。学生には、まず自分や家族が普通に暮らせることを目指し、「衣食足りた」瞬間からお金で買えないトキメキ、一生飽きないトキメキを求めてほしいのです。

被災地で発揮した外科医気質と思いやり

二〇一一年の三月一一日に起きた東日本大震災は、日本にとって不幸な出来事でした。震災後、私たち慈恵医大外科医局でも医師の派遣や物資、義援金を届けるなど、多岐にわたる震災対応を長期にわたって行いました。その活動を通じ、平時にはなかなか分かりにくい外科医の消防士的気質、社会貢献意識、そして絆の強さを確認でき、仲間たちを誇らしく思ったものです。ここで、その活動の一端を紹介します。

三月一八日、福島県立医大から慈恵医大に応援要請があり、四泊五日で外科医、内科医、救急医、看護師を一名ずつ派遣することになりました。外科医局でもさっそく全員に派遣員募集メールを配信したところ、「我こそは」と手を挙げてくれた医局員は六五人。全体のおよそ四分の一に当たる人が被災地での医療活動を希望してくれたのです。

ちなみに募集メールには、以下のような条件をつけました。

①卒後七年以上　②外科学講座と母校のために一肌脱ぎたいと考えている　③原則として本院、分院の外科医、現役医局員　④体力に自信がある　⑤冷静沈着で肝っ玉が太い

⑥家族の理解が得られている　⑦どこでも寝ることができる　⑧カップラーメンが好き

この条件を満たしての六五人応募ですから、改めて、有事の際は元来「人を救いたい」という使命感や志の高い外科医が頼りになることを実感した次第です。

福島県立医大への派遣は継続的に行いましたが、外科医局ではそれと並行して福島県南《みなみ》相馬《そうま》市にある大町《おおまち》病院への派遣も行っていました。大町病院の院長は慈恵医大外科講座のOBです。被災から一週間後、「人手と薬がなくて患者が犠牲になっている。医者でなくてもいいから人手がほしい」とNHKの番組で訴えていた院長の姿をご記憶の方もおられるかもしれません。

地震の直後、被災地の病院では、原発事故の影響やライフラインが寸断されたことなどから、入院患者がそのまま病院に留《とど》まることはできませんでした。各被災地病院では、ローラー作戦的に入院患者を受け入れてくれる病院を手探りで探していました。

そこで私たちは三〇カ所に及ぶ慈恵医大関連病院にメールを送り、どのような患者さんならどの程度受け入れが可能かを把握し、スムースで効率のよい受け入れ態勢になるよう努めました。この準備段階でも、すべての関連病院から「協力の意志あり」とのメールをもらい、心強く思ったものです。

さて、三月下旬から開始した福島県立医大への派遣は四月三〇日まで（第一陣〜第一〇陣、述べ一〇人）、大町病院への派遣は一〇月一日まで（第一陣〜第二七陣、述べ三二人）、半年にわたってつづけました。この経験から、改めて感じたことがあります。それは、ＤＭＡＴ（Disaster Medical Assistance Team＝災害派遣医療チーム）のような七二時間の一時的救援ではなく、長期にわたって継続支援することの重要性と意義です。

大町病院への派遣は六月ごろに現地の状況がやや落ち着いたので、七月以降は「何としても被災地に行かせてほしい」という若手のパワーを活用しました。うれしかったのは、上級スタッフも若手医局員も、被災地でのボランティア活動から帰還すると異口同音に「こうした機会をいただき、ありがとうございました」と言ってくれたことです。もともと外科医には、火事が起これば何はともあれ現場へ駆けつけ、消火と人命救助に当たる消防士と似た気質があるのです。

また、震災当初から日本赤十字社とは別に義援金を募ったところ、医局員や外科ＯＢから一三三〇万円ものお金が集まり、慈恵医大外科学講座のボランティア精神に感銘しました。

なお、大町病院への外科医派遣は、四年経った今も継続しており、DMATとは違った形で被災地の復興に尽力しています。

地域医療への貢献

被災地への医師派遣につづいて、私たちが行ったのは地方病院への医師派遣です。現在の日本では、医師は都市部に集中し、離島や僻地、過疎地帯の医療は手薄になっています。地方の中核大学病院でも外科医は慢性的に不足し、そこから無理をして県内の離島や僻地の病院に外科医を派遣しているのが現状なのです。

医師の地域偏在は、今に始まったものではありません。

それを解消するため、四七都道府県が協力し合って自治医科大学（自治医大）が設立されました。ここには毎年、各都道府県から約二名ずつ医学生が送られています。彼らは学費を免除される代わり、卒業後は概ね一〇年のあいだ、各自の出身都道府県で義務的に地域医療に取り組みます。

しかし、自治医大の卒業生だけではとうてい追いつかないほど、医師の地域偏在は進んでしまいました。政府はその対策として、「僻地医療を体験しなければ専門医認定をとれない」というルールをつくろうとしています。先ほど述べたように二〇一七年から日本の専門医制度が新しくなりますが、その認定条件の一つに「僻地での診療経験」を盛り込もうというわけです。しかし僻地に必要なのはトレーニング途上の医師ではなく、ある程度独り立ちした医師でしょう。

また、一般よりかなり高い給料で僻地や離島の医師を募ることも行われていますが、これでは以前からその地で勤務している医師とのあいだに給料格差がでてしまいます。そもそも僻地医療に従事する医師を、制度やお金で募ろうとすること自体、無理があるのです。

そこで我々が考えたのが、多少なりとも人的ゆとりのある都市部の大学病院が先に述べた人材バンクとしての機能を発揮して僻地、過疎地帯に医師を派遣することです。これまで述べてきたように、慈恵医大病院の外科部門は、まだ充分とは言えないものの、多少のゆとりが生まれてきましたので、早速実行に移しました。二〇一三年の七月、高知県庁から最も外科医が不足していると要請のあった高知県吾川郡にある町立仁淀病院に若手外科医を一名派遣したのです。

私がチェアマンに就任して以来、慈恵医大の外科医局には八年間で述べ一二二人が入局しましたが、その二割ぐらいは地方の医大出身者です。つまり慈恵医大の外科医局が発展してきた裏には、各地方から医大生を吸いあげてきた事実があります。その意味でも、医師不足に悩む地域に貢献すべきと考えたのです。

高知県の仁淀病院には、現在二人目の上級外科医を派遣しています。高知県以外に、宮城県、静岡県、福島県、栃木県内の病院にも新たに外科医を派遣しました。派遣の期限は二～三年ですが、これ自体立派な社会貢献であり、派遣された者が都会育ちなら、地域医療に携わることで本人の社会勉強、人生勉強にもなるはずです。また地域の患者さんにとっては、最先端の医療を身につけた医師が交代で派遣されてくることによって、大きなメリットを得られるでしょう。私たち派遣する側、派遣される病院と地域の住民、両者が三方良しの関係であるうえ、この方法は派遣が片道キップではないのでサステイナブルでもあります。

もちろん、慈恵医大だけの力で医療の地域格差が解消できるなどとは考えていません。

しかし、都市部には私たちと同じように多少ゆとりのある病院がまだあります。そういった施設が同様に僻地や離島、過疎地帯に医師を派遣する流れができれば、制度やお金で縛らずとも、医療の地域格差解消に一歩ずつ近づくのではないでしょうか。震災時の対応やこうした僻地医療への貢献は慈恵医大外科が求心力のある健全な組織である証と誇らしく感じています。

医療再生のカギはインセンティブではなく意識改革

アメリカから帰国して九年、慈恵医大外科医局のチェアマンになってから八年が経ちましたが、この間に先述した様に外科の医局員数は大幅に増えました。しかし、これでもまだ医局員の数は足りません。増えた分僻地に派遣したり、大学院進学や留学に行かせたり、将来の安住の地となるかもしれない新しい関連病院が次々と増えているからです。

客観的に見れば、慈恵医大病院の外科医局は医療崩壊に近い状態を脱し、良好なサイクル期に突入したと言えるでしょう。しかし、私が特別なことをしたわけではありません。私の権限で給料を増やすことはできないので、大学からの収入も以前と同じです。

私がしたことはただ、一人一人が働きやすいよう環境を見直し、帰属意識を高める工夫をしみなで外科の本来の魅力を再認識しただけです。言いかえると米国で長年暮らし、米国型社会の行く末を知ったので、米国化しつつあった医局を古き良き時代の在り様に戻しただけです。また人材を獲得することで医局員一人一人の自由時間が増え、それを利用して趣味や研究、またアルバイトをすることも可能になり、良循環が生まれてきたのです。

明るい職場環境と良き仲間、一生働ける安心感、自分の好きな仕事に集中して、切磋琢磨できる仲間から認めてもらえる喜び、外科医療に元々内在している様々なトキメキ。これらがあれば労働時間が長くても、希望額より多少給料が少なくても楽しく働けるのではないでしょうか。

「いい仲間との仕事は楽しい」

そんな意識が生まれるだけで、自分が変わり、人が集まり職場全体も変わっていくのです。

第五章　日本医療の未来像

医療にインセンティブ制度はそぐわない

崩れてしまった日本の医療を立て直すために、この数年、政府や医療業界からいくつかの提案がなされてきました。そのなかの一つに、厚生労働省の諮問《しもん》機関・中央社会保険医療協議会（中医協）が提案したドクターズフィーの導入があります。

ドクターズフィーとは、これまで医療機関に支払われていた医療報酬を医師個人に直接支払う制度のことで、たとえば外科手術をした医師に対して報酬を支払う。米国はこの方式で、外科手術をする医師には経済的インセンティブがついています。

しかし、形だけ米国をまねることには、大きな落とし穴があるような気がするのです。

前に述べたように、アメリカでは医師も保険会社も医療費の分捕り合戦をくり広げていますが、そこには以下のような安全弁が設けられています。

外科手術ができる専門医は数が限られ、腕が保証されていること。その治療法がもっとも適切かどうか、ほかの医師の意見を聞くセカンドオピニオン制度が浸透していること。手術を受ける患者さんにとって不利益がないかどうか、看護師が中立的な立場で見守り、不利益があると思われたときは内部告発するシステムが完備されていること。医療ミスがあったかどうか判断する、専門家による第三者機関が機能していること。さらに支払い者である保険会社が利潤を追求している株式会社なので、手術の「要・不要」を厳しくチェックしています。

医療の安全性に対して米国がここまで徹底しているのは、「医師も他の職業と変わらずビジネスをしている」と見なしているからです。もっともこれには、親が学費のほとんどを負担する日本に比して、米国の医学生はローンを組んで自分で負担するため、借金を背負って医師になる、という事情もあるのですが、ここでビジネスと見なされても仕方ない、と思われるインセンティブ漬け医療の実例を紹介します。本来は心臓治療が専門のフロリダの循環器内科医が心臓の血管造影検査のついでに脚の血管検査をし、治療の必要が無い些細な病変を見つけてはステント治療などを施し、二〇一二年に二一億円もの過剰請求をしていたとして司法省に訴追されました。患者のなかには不必要な脚の治療で死亡した人もいます。二〇一三年にはニューヨークの循環器内科医が広告費六億円を投入して患者を集め、健康者の検査結果を「異常あり」と捏造《ねつぞう》し、全く不必要なステント術などを行ってFBIに逮捕されました。七年間で請求した八四億円の診療報酬のうち、少なくとも約二〇億円が詐欺行為であったという罪状です。一方日本は、「お医者さんは悪いことなどしない」という医師性善説で、米国にはいくつもあるチェックシステムがほとんどないまま今までやってきました。その日本に米国式のインセンティブ制度を導入したらどうなるでしょう?

米国の医師やビジネスマンたちは、決められたルールの中で勝つか負けるかのビジネスをしているうち、倫理観や道徳観を失くしてしまうように私には見えました。それに対し、日本の医師たちは今も使命感や倫理観に支えられながら、ローコストで高いパフォーマンスを実現しています。しかし、経済的インセンティブを導入したら、これまで保ってきた日本型医療のよい面が変質してしまうような気がしてなりません。

日本の医師は大多数が志を持ったプロフェッショナル、と私は信じていますが、目の前にお金をぶら下げられたら「この治療、必要ないけどやっちゃおう」という悪徳医師が出て来るかもしれません。また経済的なもの以外にもランキング本でランクインすることといった、功名心や好奇心も立派なインセンティブとなります。実際、強い経済的インセンティブはないにもかかわらず、私の専門である、脚の血管が閉塞する閉塞性動脈硬化症患者の診療でこうした事例を散見するようになりました。そこで日本血管外科学会の公認を得て全国実態調査を行うと、プロである血管外科医の目から見て不適切と判断された治療が一二二件もあることが判明したのです。その内八三%は米国の事例同様、循環器内科医によるものでした。一二二例の内、脚の症状がないのでステント治療が不必要だったステント術が三五例あり、その内一三名に元々なかった脚の痛みが出現し、五名は脚や足指が壊死した結果切断されており、一名が死亡していました。これらの患者さんは何もしていなければ今も元気だったことは明白です。調査結果は、自浄作用を期待して二〇一四年に学会で公表しました。また、最近メディアで報じられた腹腔鏡手術に関する医療スキャンダルの一部も、功名心などが動機となって無理な手術をしたのかもしれません。

手術室や診察室での医師の振る舞いを、米国の様に厳しくチェックするシステムがないのが日本の現状です。それがないまま不用意に経済的インセンティブを導入したら、ただでさえ揺らいでいる医師性善説にもとづいた日本の医療制度が一層おかしくなってしまうかもしれません。かと言って、米国並みのチェック機構を設けると膨大な時間とお金が浪費されることは第一章で述べた通りです。また現在の医師法では営利目的の株式会社による病院の経営を認めていませんが、こうした理由からこの法は堅持すべきだと思います。

また、昨今医師と製薬会社などのもたれ合いや利益相反を是正・監視する動きが活発で、会社から医師に支払われた講演料や研究費を公表する制度が始まりました。しかし、医師は診療行為をすることで生計を立て、キャリアーアップを図っているという、もっと強い利益相反が問われることはありませんでした。従って各専門学会が先のような実態調査や自浄作用を発揮することは使命の一つであり、社会の要請ではないでしょうか。

インセンティブやドクターズフィーには反対ですが、診療科を問わず日本の医師、特に勤務医の待遇に関しては、いまだに多くが週休一日であるなど劣悪な労働条件を何とか改善してほしい、とは思っています。

デバイス・ラグ問題

欧米では一般に使われている新しい医療機器が、日本では国の承認（薬事承認）が無いために保険診療として使えません。これはデバイス・ラグと呼ばれ、数ある日本医療の問題点の一つです（ちなみに薬の場合も同じで、こちらはドラッグ・ラグと呼ばれています）。

デバイス・ラグによって、日本の患者は最先端の治療が受けられないばかりか、移植医療と同様に患者に不公平感がもたらされます。

たとえばステントグラフトは米国より九年遅れて日本に導入されましたが、みんながその存在を知らないときは、たいした問題ではありませんでした。しかし、インターネットで一般の人でも世界中の医療情報が瞬時に入手できる今の社会では、米国と日本の差を知らずに済む、「知らぬが仏」ではいられません。

「日本の病院で『開腹手術ができないので治療方法はもうない』と言われたけれど、アメリカの病院ならステントグラフト内挿術という方法で治療ができるらしい」

こうした患者が多数でてくれば、ドナーが圧倒的に不足している臓器移植と同じようなアンハッピー感が広がってしまいます。ステントグラフトは九年遅れで導入されましたが、程度の差こそあれステントグラフトのような先進的な植えこみタイプの医療機器が日本に導入されるのは、米国に比べて数年遅れだったのです。

では、なぜデバイス・ラグが生まれるのでしょう。

日本では、薬でも医療機器でも保険診療として使用できるようにするには、厚生労働省とその下部組織である医薬品医療機器総合機構（ＰＭＤＡ）から薬事承認を受け、保険適用を取得しなくてはなりません。

医療機器は人体に対するリスクの度合いに応じて、四つのクラスに分類されています。聴診器など人体へのリスクが極めて低いものはクラスⅠ（一般医療機器）。電子式の血圧計や消化器用カテーテル、Ｘ線装置などリスクが比較的低いものはクラスⅡ（管理医療機器）。そして、ステントグラフト、ペースメーカー、人工関節、脳動脈瘤コイルなど人体に植え込むタイプの医療機器は、クラスⅢ・Ⅳ（高度管理医療機器）に分類されます。クラスⅢ・Ⅳで薬事承認を得るには、原則としてヒトを対象とした臨床治験データが必要です（もちろん聴診器などクラスⅠの医療機器では不要です）。

ちなみに過去にハイテクで利益率の高いクラスⅢ・Ⅳ製品を米国で販売した実績のある日本の医療機器メーカーは、分野・診療科を問わず一社もありませんでした。このことは、ものづくり立国日本としては痛恨の極みです。

クラスⅢ・Ⅳ製品のデバイス・ラグ問題の原因は複数あり、それらが相互に関与し合っています。なかでも最大の問題は、欧米メーカーにとって日本の医療機器マーケットがコスト・ベネフィットの観点から魅力的でなかったことだと、私は考えています。すなわち、マーケット規模が小さい割には参入障壁が高かったのです。

米国では、クラスⅢ（日本のクラスⅢとⅣに該当）デバイスに対しては日本のＰＭＤＡに相当するＦＤＡが、科学的根拠を基にその製品の安全性と有効性を入念に審査していますが、薬事承認を取得するにあたっては、臨床治験データ（ヒト）を含む膨大な量の資料の提出と交渉力が必要とされます。米国に住んでいた時代、クラスⅢデバイスの開発者として、また数多くの治験統括医（責任者）としてＦＤＡと交渉にあたった経験から、間違いなくそのハードルは極めて高いと言えます。

たとえばクラスⅢデバイスであるステントグラフトのFDA承認を得るために提出する、安全性と有効性を証明する書類を積みあげたことがありますが、その高さは三センチメートルを超えていました。

しかし、同時に米国は世界のデバイスマーケットの約四〇パーセントを占める大きさを有しているのです。その理由から、主要医療器具メーカーは極めて高いハードルを越えるための費用と労力を惜しまず、米国での薬事承認取得と販売を最終目標としています。

一方、EU諸国は一つ一つの国とマーケットの規模が小さく、保険制度の違いから製品の販売価格は米国に比べて七〇パーセント程度と魅力の低いマーケットです。しかし、FDAのようなしっかりとした審査機関がなく、通称CE承認という極めて簡素な手続きで薬事承認を取得できます。実際、第三章（「新デバイス開発で手術不能の壁に挑む」）で紹介した独自のステントグラフトも、臨床データを要求されることなくCE承認を取得するのに成功した経験があります。要するに、米国はハイハードル・ハイリターンに対して、EUや南米・アジア各国はローハードル・ローリターンなのでバランスがとれており、デバイスメーカーの視点からは、いずれのマーケットも経済的合理性があるのです。

それに対して日本のマーケット規模は医薬品市場（六・九兆円）と医療機器市場（二兆円）とも米国に次ぐ規模で世界第二位ではありますが、全体のウエートは各々約一三パーセント、一〇パーセントと、米国の四〇パーセントに比べるとはるかに規模の小さい弱小第二位のマーケット規模なのです。

もう一方の薬事審査のハードルに関しては、日本には薬事法という厳格なルールとPMDAという立派な審査機関があるために、薬事承認取得のハードルは米国と同等に高いのです。すなわち、ハイハードル・ローリターンというアンバランス状態にあり、そのために医療機器メーカーから敬遠されていたのです。

こうした事情から、欧米の主要医療機器メーカーの製品開発・販売の流れとしては、

①EU諸国や南米などでいち早く販売し、場合によってはそこで不具合などをチェックする。

②準備万端で米国の臨床治験を遂行し、FDAの認可を得る。

③その後、余力があったら米国で得られた臨床治験データを和訳し、PMDAに提出する。

となっていたのです。つまり、どんなにＰＭＤＡが迅速な審査をしたとしても、こうした流れが続く限り、デバイス・ラグはいわばシステムに組みこまれた時間差で、メーカーによる迅速申請とＰＭＤＡの迅速審査で多少短縮できたとしても、抜本的な解決策にはなりません。また、完全に解消することは不可能でもありました。

厚生労働省は、デバイス・ラグを解消するために画期性加算、有用性加算や迅速申請加算など、欧米メーカーがいち早く日本へ参入しやすくするためのインセンティブを設けましたが、組みこまれたデバイス・ラグの解消には無力でした。

問題の解決に向けた取り組み

二〇〇六年ごろ、デバイス・ラグ問題がメディアで取り上げられるようになりましたが、ＰＭＤＡとしてデバイス・ラグ問題解決に向けてできる手段は、審査能力の高い有能な人材をより多く獲得することしかありませんでした。

実際、二〇〇八年ごろからＰＭＤＡの審査員は急増し、審査期間は短縮しましたが、先述したように、システムに組みこまれたデバイス・ラグの解決にはまったく無力だったのです。

そこで登場したアイデアが日米共同治験でした。実は、それを実現するためのHBD(Harmonization By Doing)という政策は、二〇〇五年に掲げられていました。日米共同治験は文字通り、スタートの段階から治験のデザインやプロトコール(議定書)をFDAとPMDAに提出・相談し、臨床治験も同時に遂行して、理屈のうえでは審査と承認も同時に得られるという計画です。

しかし、日米双方から代表者が参集したHBD会議は、両国の薬事法や民法の違いなどの理由から、遅々として進みませんでした。何より、治験のリスクを負う医療機器メーカーが、日本の施設を米国の治験に合流させることを敬遠したのです。その理由を以下に列記します。
①日本では、世界のルールに基づいた治験を遂行した経験のある病院と医師が限られている。②日本の病院には治験コーディネーターなどの人的資源がない。③②の結果、膨大な治験データや承諾書などは多忙な医師が合間に処理しており、データ不備のリスクがある。④治験への患者登録が遅いのでは、という懸念がある。

こうした理由から、米国の治験に日本の施設を入れると、データ不備、プロトコール違反などにより、治験そのものが頓挫《とんざ》するリスクを欧米メーカーが敬遠したのです。

私は一二年間米国を拠点に外科医として活動してきましたが、その期間中に多数のメーカーと多くのデバイスの臨床治験に治験統括医として参画しました。また、自ら開発した機器に関しては、治験のデザインとプロトコールの執筆、FDAとの交渉、臨床治験遂行、FDAへのデータの提出まで行い、薬事承認を取得した経験もあります。こうしたことにより、欧米のメーカーと米国FDAから一定の信頼を勝ち得ていました。

私は二〇〇六年七月に帰国しましたが、ちょうどその直前に、米国で下肢閉塞性動脈硬化症用の薬剤溶出ステントの治験計画に、運営委員会のメンバーとして参画していました。これが後に世界初の「日米共同治験」となったのですが、このタイミングで私が帰国することになったので、慈恵医大を含めた日本のいくつかの施設も、治験施設として参入させてもらうことに成功したのです。米国式の治験ルールや事情に明るい私が日本サイドの治験統括医（責任者）となることで、先に述べた日米共同治験に対するメーカーや行政サイドの懸念が幾分払拭《ふっしょく》できたのではないかと感じています。

世界初の日米共同治験の結果

こうして二〇〇七年に薬剤溶出ステントの治験が日米で同時にスタートしました。しかし、FDAにもPMDAにとっても初めてのことでしたので、開始当時は日米行政当局のすり合わせは充分とは言えない状況でした。

この治験は下肢閉塞性動脈硬化症に対する新しい薬剤溶出ステントの再狭窄予防効果を検証するもので、薬剤が塗布されていない従来の金属性ステントと無作為に割りつけて比較試験を行いました。

この治験の成否により「日米共同治験の流れができるか否か」「将来的にデバイス・ラグ問題が解消されるか否か」が決まると考えていましたので、必死の思いで取り組みました。慈恵医大を含む日本から参加した四施設は、オールジャパンの気持ちで臨み、プロトコールをきちっと遵守し、データを完全に収集しつつ、世界を驚かせるスピードで患者登録を成し遂げました。

また、この薬剤溶出ステントは期待通りの有効性を発揮し、従来の金属製ステントに比べて病気の再発率を抑えることに成功しました。一年間の経過観察データの収集と解析ができた時点で、メーカーからＦＤＡとＰＭＤＡに同時に薬事承認の申請書類が提出されましたが、予想もしないことが起こりました。

米国でまだ承認が下りていない二〇一二年一月に、日本での薬事承認が得られたのです。ＦＤＡサイドでは、二〇一二年一一月にようやく承認が下りました。日本のデバイス・ラグ問題を改善しようと始めた試みは、終わってみれば「逆デバイス・ラグ」という想像もしていなかった状況を生んだのです。

こうした新規性の高いデバイスの価格は米国では市場原理で決められますが、日本では国が全国統一価格を決定します。そして昨今は医療費削減のために、日本での価格を抑制する方向にあります。いわゆる内外価格差の縮小です。ただ、私は日本で少々高い値段をつけることは、欧米メーカーの新規性と有用性が高い機器を日本へいち早く誘致するための投資である、という発想を持つことも必要ではないかと考えています。

医療器機国

この成功体験が、競合他社のみならず日米行政当局に大きなインパクトを与えたのは言うまでもありません。日米共同治験の実行可能性が証明され、先に述べた日本で治験を行うことの懸念も払拭されましたので、その後いくつもの日米共同治験が動きだしたのです。

これまで八つの日米共同治験が開始されましたが、そのうち七つは血管外科領域のデバイスで、ほかの診療科で使用される製品においては未だに日米共同治験は始まっていません。

しかし、血管外科領域の治験をいくつも成功へと導ければ、整形外科、循環器内科、脳外科など他の診療科でも日米共同治験の機運が高まるのは時間の問題だと期待しています。

日本で使用されている大動脈瘤用ステントグラフト、心臓用ステント、人工関節、ペースメーカーなどの医療器具はほぼすべて米国企業により製造されたものです。私は一九九五年に無給医として渡米し、一〇年目には外科教授に就任しましたが、その足がかりとなったのはステントグラフトの改良でした。

要は、米国人がつくっていた粗悪品を日本人が得意とするミニチュアリゼーション（miniaturization）で、より細く、しなやかで安全性の高いものへと改良しただけなのは第三章で説明した通りです。わが国の誇る〝匠《たくみ》の技術〟をもってすれば、医療機器の開発・製造は容易なはずです。

少子高齢化の結果、人口増による経済成長が望めず、人件費などのコスト面で発展途上国には太刀打《たちう》ちできない日本は、今やローテクとなった従来の製造業から、ハイテク、少数生産、高利益のモデルへの転換が求められています。

そうしたなかにあって、ここに紹介したような先進医療機器の開発はまさに技術立国日本の未来を切り開く可能性を有しているにもかかわらず、ほとんど先進的な医療器具を開発できていません。その要因は、重要な特許を欧米メーカーに押さえられていることと、ここで述べたように臨床治験を遂行する環境の不備にありました。日本のメーカーが新しい医療器具を製造しても、特許もないうえに、実用化するには遠く離れた米国で臨床治験を遂行しなければならないため、ハードルは高過ぎたのです。

今後、日本でも治験ができる環境が整備されれば、デバイス・ラグ問題の解消に留まらず、日本の匠の技術を高利潤の医療器具分野で活かすことができるようになり、縮小経済に起因した日本を覆う閉塞感を打開できる一手になるかもしれないと期待しながらこうした事業をすすめていましたが、今年その成果が初めて実りました。

その願いが初めてかなったのは、テルモ社が開発したミサゴというやはり脚の閉塞性動脈硬化症の治療用のステントです。テルモ社と共にFDAとPMDAに折衝し日米共同治験を立案・遂行し、日本の七施設と米国の三二施設で同じプロトコールの下同時に患者の登録を開始しました。米国のかつての友人だった医師らにもこの治験が日本の悲願であることや治験の持つ意味を説明し協力を仰ぎました。技術立国日本の開発したステントはその期待通りの性能を発揮し、極めて優れた結果を示すことができ、その結果は米国の学会で二〇一四年に発表し、二〇一五年に医学雑誌に掲載されたのです。そして、待ちに待った瞬間が二〇一五年六月に訪れました。それはFDAからの承認通知の一枚の書簡です。これは日本にとって史上初となる高付加価値製品であるクラスⅢデバイス（日本ではクラスⅣ）の米国での承認という快挙です。この風穴によって、デジタルカメラでは世界市場の七〇パーセントを占めているもの造り大国日本が付加価値の高いインプラント医療機器分野に進出する先駆けになることを願ってやみません。

手術器具の改良

慈恵医大外科医局のシステム改良、日米共同治験の実施、日本のステントグラフトの普及や血管外科のレベルアップ——二〇〇六年に帰国して以来行ってきた大がかりな取り組みは、それぞれ順調に推移しています。おかげで、新しいチャレンジをすることができました。外科医が手術で必ず使う器具の改良です。

ヘルニア手術やステントグラフトの開発の話でも書いた通り完成された手術や医療器具は存在しない、つまりすべての手術と器具に改善・開発の余地があると考えています。一〇年後も同じ手術をしていたらそれは外科医の怠慢ではないでしょうか。もっぱら基礎研究者や科学者が開発を担っている新薬と異なり手術や器具の発明や改善をできるのは手術を実際に行っている外科医ですので、こうした開発は外科医の使命の一つと考えています。

こうした考えにもとづき新しく開発した手術器具は全部で八種類ですが、代表的なものを紹介すると、切ってつまめるハサミ。従来は切ったあとにつまむ場合、道具を交換しなければなりませんでした。手術者は手術箇所から眼が離せないため、術者の横で待機している「器械出し」と呼ばれるナースに、「ハサミ！」などと指示して、手渡してもらうわけです。

これが数回なら問題はありませんが、五～六時間程度の手術で、器具の交換は数百回にも及びます。これだけ回数が多くては、ナースが間髪を容れずに交換する道具を渡してくれたとしても、手術のリズムが乱れたり、術者にストレスがかかってしまう。複数の機能をもつ手術用器具があれば、手術に携わるスタッフのストレスも手術時間も減り、当然ながら患者さんのためにもなるのです。

そこで、外科手術で非常に多く行われる「切る」と「つまむ」という二つの作業をこなせる大木ハサミを開発しました。原理はいたって簡単で、ハサミの先端部分にピンセットの様に「つまめる」機能をつけただけ。これがあるだけで、手術中の器械交換回数が劇的に減ります。

先端二ミリが切れないのでハサミとして使いづらいと思われるかもしれませんが、日常生活でもそうですが、ハサミでもの（手術では糸や組織）を切るとき、多くの場合ハサミの腹（刃の中ほど）を使っていますので先端がピンセットになっていてもハサミの機能として

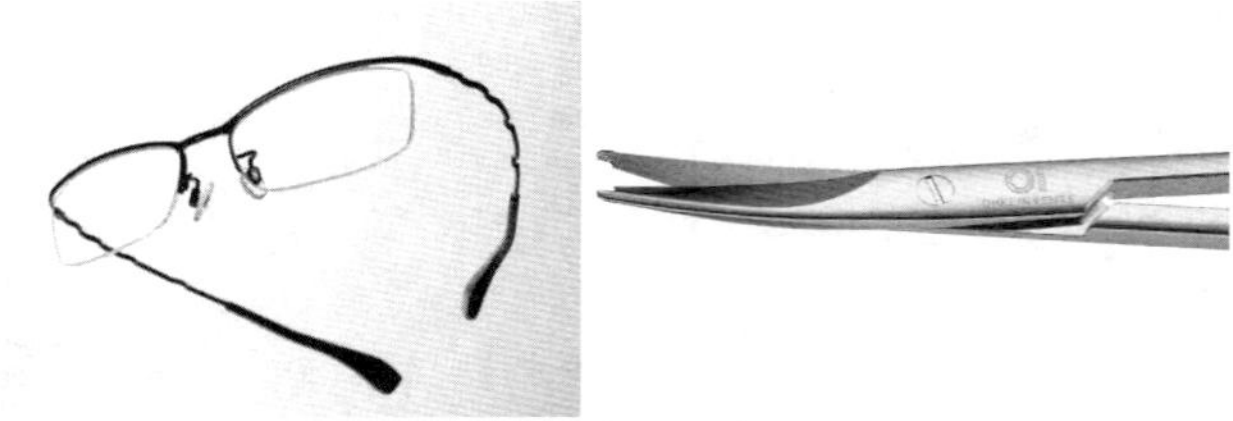

「大木インベンツ」ズレないメガネとつまめるハサミ

はほとんど変わらないのです。

開発に当たっては、福井県鯖江《さばえ》市のシャルマンという企業と手を組みました。ご存じの方も多いと思いますが、シャルマンは高級メガネで著名なメガネメーカーです。欧米の企業と組めば海外で発売する際有利になりますが、治験立国の章でも述べた通り日本の技術力を活かして、日本の産業の発展にもつなげたいと考えたのです。

新開発の手術器具は「大木インベンツ」という名称ですでに販売されていますが、シャルマンとはその後も共同開発をして、「ズレないメガネ」も開発しました。メガネを使用する人なら、誰でもかけているうちにズレる不都合を体験していると思いますが外科医にとって、手術中のメガネのズレは一層のストレスです。なぜなら手は清潔な手を維持するため自分でメガネの位置を直すこともできず、ナースに直してもらうか、隣にいるスタッフの肩に顔をくっつけて直したりしているからです。従って外科医はテープでメガネをおでこに固定したり、はちまきをしたりします。そこでいくつかのメガネ店に行ってズレないメガネを探したところ、軽い、あるいはかけ心地の良いメガネはいくつもありましたが、ズレないという点を売りにしているメガネが無いことに気が付きました。ズレないメガネを欲しているのは外科医だけでないだろうと思い、ズレないための工夫をしたメガネを考案しシャルマンに提案しましたが、メガネの素人からの提案でもあるので当初はほとんど興味を示してくれませんでした。しかし、その後シャルマンが全国のメガネ店でメガネに関する不満についてアンケートを行ったところ、「ズレる」ということがユーザーの不満の第一位という結果が出て、早速製品化することになりました。

ちなみにこの「ズレないメガネ」もすでに一般販売されていますが、ともあれハサミやメガネといった大昔からある道具でさえ、用途に即した開発の余地がまだまだあります。それを自ら手がけ、自ら使うことで人の役に立てる外科医という職業は、トキメキの宝庫です。

一層、医療機器を日本の成長戦略の一角とするために、日本の繊維会社や金属加工会社などで構成されたチームをつくり、より高付加価値な日本発のステントグラフトづくりをめざし鋭意努力しています。ただし米国で薬事承認を得て販売するには先述したように、ただ良いものさえつくれば売れるという単純なビジネスではなく耐久性テストや臨床試験、行政当局との折衝など様々なハードルがありますので、一朝一夕にはできないことは覚悟しています。

医療の究極の目的とは

「医療の最終的な目的は何だと思う?」

私はよく医学生にこう聞くのですが、たいていの学生はこう返してきます。

「長生き!」

正解とは言えません。医療の最終的な目的は苦しみと憂いを取り除くこと。私はそう感じていますし、この二つを心がけて医療を行っています。

病気やけがによる痛みや苦しみは「悪」でしかないので、まずはそれを取り除かなければなりません。そして万が一、不幸にして患者が亡くなる場合、その人や家族が憂いを残さないようにするのが医療の目的だと思っています。

たとえば八〇歳代の高齢者が明らかな医療ミスや医療者に不信感を抱いたままで亡くなる、あるいは亡くならなくとも合併症にさいなまれるといった場合と、四〇代の患者が不治の病にかかり信頼関係のある医療者が懸命な努力をしたにもかかわらず死に至ってしまった場合、前者は充分に長生きしたので憂いがなく、後者はその逆とはならないと思います。一般的に残された家族への経済的、精神的ダメージは後者の方が大きいでしょうが、憂いの程度で言えば、後者の方が少なく、施した医療の結果としては評価できると思います。


近ごろは手術の件数や死亡率で病院や医師をランクづけすることが流行しています。しかし、ニューヨーク時代から私が行っている手術では、死亡率は決して低くありません。私が手術する動脈瘤患者の多くはほかの大学病院からの紹介で、多くはそこで「手術不能」と言われた人たちです。従って、その人たちの手術には一定のリスクがあり、それが死亡率の高さにつながってしまいます。この状況は、日本でも同じです。

手術で亡くなった患者さんの家族から手紙をもらったこともあります。その患者さんとは、NHKで放送された『プロフェッショナル　仕事の流儀』にも登場した川崎安《かわさきやす》さんです。安さんはとても素敵な女性で、ご自身が大動脈瘤を患いながらも腎臓の病気を抱えるご主人をずっと介護し、一生懸命明るく生きてきた方でした。

安さんの大動脈瘤は他院で手術不能とさじを投げられていたうえに治療の難易度が高く、当時は使用できる医師が極めて限られていた、枝つきステントグラフトを使う必要がありました。私自身はそれまで、同じ手術を数十回手がけ一度の死亡例もありませんでした。

手術は一二時間かかりましたが無事、成功のうちに終わりました。手術が終わったあとに安さんが「ああ、これでお父さんの待っている家に帰れる」と笑って言っていたのが今でも思い出されます。

ところが直後、安さんは虚血再灌流《きょけつさいかんりゅう》障害という重い合併症を起こしてしまいました。スタッフ一同、総力で夜を徹し救命活動にあたったものの、翌日の午後、安さんは帰らぬ人となってしまったのです。

「ご期待に沿うことができず、申し訳ありません」

家族に頭を下げた私自身も、手術そのものは成功したにもかかわらず、ずっと何処《どこ》かで暗い気持ちを引きずっていました。そんな折に、思わぬ訪問があったのです。安さんの娘さんたちでした。

「先生たちには本当に感謝しています。母も悔いはなかったでしょう。手術をして、よかったと思っています」

「先生方には、誇りを持っていただければうれしいです」

このときも残された家族は私を非難するどころか、感謝の言葉を述べてくれました。安さんの一周忌を知らせる手紙にも、その一年前と同じように慈恵医大への感謝の気持ちがつづられていました。

無論川崎さんを手術で救命できれば最善でしたが、手術不能と宣告され治療をあきらめたまま亡くなってから実は治療法があったと後で家族が知ってしまった方が後悔は強いのではないでしょうか?

慈恵医大病院血管外科での年間手術数およそ六〇〇件のうち、約三〇〇件が大動脈瘤の手術で帰国以来おそらく世界一です。その約半数が全国の大学病院や基幹病院で手術不能とさじを投げられた患者です。第四章（「血管外科」アピール活動）で述べたように、ほぼスケジュール通りで安らかな死が迎えられるがんと違って大動脈瘤にはいつ破裂するか分からない、そして破裂したらほぼ即死という恐怖感がありますので、手術不能と宣告されてからの余命は患者にとってとても辛いものです。従って、高齢の患者であっても何とかしてあげないとかわいそうです。

残念ながらそのなかで数名の死亡例がありますので、死亡率は約二パーセントになります。しかし、手術を受けた大多数の人や家族に憂いを残していない、と私は信じていますし、その意味では成功率は一〇〇パーセントに近いと自負しています。また、これら数百名の患者さんに何もしなければ、その多くは恐怖におびえながらやがて動脈瘤の破裂で死に至るわけですから、手術の意義があることは言うまでもありません。

実を言えば、連日の手術と診察、教授としての仕事や研究活動などで、私の身体はぼろぼろです。体調を崩して入院したことも四回あります。私を診てくれている医師からは、本格的な治療と長期休養を勧められていますが、そんな時間は私にはありません。手術を待っていてくれる大勢の人の痛みや憂いを取り除くため、手術不能の壁に挑むため、そしてさらなる器具や手術を開発するために後進がしっかり育ち「トキメキと安らぎのある村社会」が完成するまで、私の「安らぎ」はもうしばらくのあいだ棚上げしておこうと思っています。

参考資料
「読売新聞」連載コラム
（著者執筆　2006年2月13日～6月23日）

外科医の目
アメリカから①
少数精鋭・高収入、米の専門医

アメリカに来て11年、ニューヨークにある大学病院を中心に世界12か国で、年間400件ほどの手術をしています。大動脈りゅうなど血管病の治療が専門ですが、日米両国の第一線の現場を経験すると、日本医療の問題も目につきます。その一つ、外科系の専門医のあり方について考えてみます。

外科系の専門医はアメリカでは人気職種ですが、高収入も理由でしょう。ざっとですが、勤務医の年収は、一般内科医の1000万円に対して、心臓外科医なら5000万円、脳外科医は4500万円といったところです。

日本では、開業医の収入が高く、勤務医は診療科によらず低めです。例えば、大学病院教授の年収ですら、1000万円前後です。

アメリカでは優遇されているだけに、競争を勝ち抜かなければ外科医にはなれません。毎年約3万人の新しい医師が誕生しますが、外科研修医のポストはわずか1000余り。医師ひとり当たりの手術件数を一定水準以上に保つ狙いで、専門医の数に上限を設けているためです。この制度ゆえ、米国の外科医は少数精鋭になり、厚い待遇が維持できるのです。

このため競争率は10倍以上で、学生時代や医師国家試験の成績が優秀な学生が選抜されます。そして5年の研修中に、各専門分野で数百件の経験を積んだ後、筆記と口述の試験に合格し専門医になっていきます。

研修中も、テストや実技チェックが繰り返され、不向きと判断されれば振り落とされます。だからこそ、「外科専門医」と言えば、ほぼ信頼できます。

一方、日本は専門医数に上限がなく、専門を自由に選べるため、需給バランスが崩れています。日本には6000人の脳外科専門医がいますが、人口当たりの数は米国の約5倍で、世界1位です。外科医1人当たりの経験は乏しくなります。

「技術を身につけるには十分な経験が必要」というアメリカの常識からすれば、日本のシステムでは、専門医全員が優れた技術を身につけるのは難しい、と言わざるを得ません。

私も、日本の大学病院で8年間勤務しましたが、回ってくる血管の手術は月に1件あるかないか。これでは技術は身につかないと思い、血管外科先進国のアメリカに向かいました。

日本にも優秀な外科医は大勢いますが、人数制限も競争もないため、心もとない外科医が少なからずいることも否定できません。アメリカの医療も様々な問題を抱えていますが、専門医の育成制度には学ぶべきところがあります。

外科医の目
アメリカから②
医療の適否　犯罪性で見る日本

1999年のある日、自宅にニューヨーク州の「医療行為監視委員会（OPMC）」から手紙が届きました。私が治療した患者Yさんに関して事情を聞きたいとのことです。委員会は、公費で運営され、約200人の専属医師が、疑問のある医療行為を調べる第三者機関です。

Yさんは、頸動脈という首の血管が狭くなり、脳梗塞を起こす可能性のある病気でした。重い心臓病も患っていたので、切開せずに金属性の筒（ステント）を用いて血管を広げる新しい方法で治療しましたが、Yさんは不幸にして数日後に心筋梗塞で亡くなりました。この治療法は米国で初めての試みでしたので、院内の誰かが内部告発したと推察されます。

OPMCでは専属の医師が疑念をもたれた医師から事情を聞き、白黒を判定します。調査は主に内部告発か、患者からの依頼で始められます。処罰は行政処分で、医師免許剥奪から戒告、無罪放免までの5段階に分かれ、無罪以外はインターネットで実名が公表されます。ニューヨーク州だけで、毎年約30人の医師免許証が剥奪されています。

私の審査を担当したのは、同じ専門の引退した血管外科医でしたので、いい加減な言い訳は通用しない手強さがありましたが、医療に「100%」がない事や、もともと患者が重度の心臓病を抱えていたことなどを理解してくれましたので、無罪となりました。

日本では、どうでしょうか。先日、福島の県立病院で、帝王切開による大量出血で患者を死亡させた、として産婦人科医が業務上過失致死の疑いで警察に逮捕されました。

殺意や傷害の意図を持って命を奪ったのならともかく、通常の医療行為に警察が介入し、刑事罰により結果責任を問う国は、先進国では日本だけです。しかも、医療のプロではない警察や検察が調べに当たり、犯罪か否かを問うのです。

日本の医療の現場でも、「犯罪」と言えないまでも、専門家の目で見た時に、不適切な医療行為はもっとあるかもしれません。しかし、逮捕して犯罪性を調べるというあり方は、医師にとっては理不尽で、再発防止につながりにくい上、医療の委縮を招きます。

初めから患者を害する目的で医療行為をする医師はいないでしょう。犯罪かどうか、ではなく、医療として適切かどうか、プロの目できちんと調べ、裁断する強権力を持った中立の組織が日本にも必要です。

患者は疑問を持ったら、専門機関に調査を依頼できるのです。公正な審査がなされるという意味で、たとえ最善を尽くしても、ある日突然「犯罪者」とされかねない医師にも朗報となるでしょう。

外科医の目
アメリカから③
世界標準の治療　承認遅い日本

日本在住の81歳の男性Aさんは、おなかに拍動する膨らみがあることを指摘され、放置すれば破裂して死にいたる「腹部大動脈瘤」と診断されました。開腹して大動脈を人工血管に置き換える大手術になります。

ところが、常時酸素ボンベの携帯が必要な重症の肺病も患っていたため、心臓血管外科医から「危険が高いので手術はできない」と言われてしまったのです。いつ破れるかと心配で、外出も怖くなり、自宅でおそるおそる生活する状態でした。

見かねた家族が、ニューヨークにある当院で、おなかを切らずに治せることをインターネットで知り、2001年に米国に来ました。治療費約600万円は自己負担でしたが、局所麻酔で行った治療は成功し、手術後4日目に笑顔で帰国しました。

当院は、米国で初めて、おなかを切らずに腹部大動脈瘤を治療する方法を行いました。足の付け根から、ステントという筒を差し入れて治療します。日本でも、心臓の狭心症治療では同様の方法が盛んですが、大動脈治療には厚生労働省から承認を受けたステントがないことから、積極的には行われていません。

米国では10年ほど前には、手作りのステントで治療していましたが、1999年から米国食品医薬品局の認可を受けたメーカー製のものが市販されるようになり、Aさんが来られた時は、欧米では標準的な治療として定着していました。

動脈瘤のステント治療は、日本を除くすべての先進国で薬事承認され、保険医療として広く普及し、米国で毎年行われる6万件を超える腹部大動脈瘤手術の半数、当院では8割以上はこの方法です。日本にも開腹手術が難しい患者さんはたくさんいますが、米国で認可されて8年たった現在も、日本ではメーカー製の動脈瘤ステントは認可されていません。

どうしてこんなことになってしまったのでしょうか。日本は、器具の認可を得る手続きが複雑で、臨床試験には保険が利かずコストがかかる上、企業にも役所にも十分なスタッフがいないからです。医療器具を審査する審査員の数は米国の12分の1以下です。

欧米で先行認可され、その後有効でないと分かった医療器具や薬の乱用が未然に防がれたこともあり、日本独自に臨床試験で安全性と有効性を確認する意義はあります。だからと言って、世界の標準治療を受けるのに何年もかかるのでは、日本の患者さんはかわいそうです。

世界中で使えて日本でだけ使用できない医療器具や薬は、ほかにもたくさんあります。医療器具と医薬品の承認も、国際的な評価を見定めた上で、グローバリゼーションが必要です。

外科医の目
アメリカから④
日本の医療費　検査と薬に偏重

体の内部が瞬時にわかるCT（コンピューター断層撮影）装置は現代医療に欠かせない道具の一つです。この高価な検査機器は世界中に普及していますが、3割以上は日本にあります。日本の人口は世界の約50分の1ですから、極端に集中していることが分かります。

ほかにも、インフルエンザに有効な薬タミフルの7割、抗生物質の3割は日本で消費されています。

また、日本には9000軒以上の病院がありますが、人口が日本の倍以上あり広大な国土をもつ米国には5000軒しかありません。人口当たりの病院ベッド数は、米国の3倍です。

高齢化に伴い、近年日本の医療費が高騰していることが問題視され、政府も医療費の削減に向けて動き出しています。患者さんが病院窓口で支払う自己負担率を上げ、一方で医療機関に支払われる診療報酬を大胆に削減しました。

自己負担が増えていますから、皆さんはきっと日本の医療費は高いと思っていることでしょう。ところが、健康保険からの支払いも含めた1人あたりの医療費や、国内総生産（GDP）に占める医療費の割合は先進国7か国中最低です。

日本で使われる医療費はけっして多くはないのです。それにもかかわらず、病院が多く、高額な検査機器や薬をふんだんに使っています。見方によっては、〝贅沢〟なのかもしれませんが、「検査漬け」「薬漬け」と批判される原因にもなってきました。

こうした日本医療の構造は、病院にいる勤務医や看護師など医療スタッフにもけっして良いことではありません。

医師は裕福と思われているかもしれませんが、主に開業医のイメージです。経費も含まれた数字とは言え開業医は平均で勤務医の2倍以上の収入を得ています。勤務医の収入は、それほど多いわけではありません。

その上、勤務は過酷で、当直翌日の通常勤務などがあり、80％以上が法で定められた週40時間を大きく超える過重労働をしています。日本の看護師も米国に比べて厳しい労働条件の中とても献身的に働いています。

米国にあるCTの数は日本のわずか14分の1ですが、米国で11年外科医をしていて数が足りなくて不便を感じたことは一度もありませんし、薬の使用量が少ないからといって、インフルエンザや風邪をこじらせる患者が多いこともありません。

米国の医療費は日本の7倍もある上、検査機器や薬に無駄なお金を使わずに、勤務医や看護師などスタッフの待遇に配慮をしています。日本では、相対的に低い医療費が、検査や薬に回り、先進医療を支えるスタッフの手当は不十分と言わざるを得ません。日本でも、医療の無駄を省き、病院の勤務者の待遇改善を考えるべきです。

外科医の目
アメリカから⑤

医師の進路にも市場原理

米国では、たくさんの外国人医師が働いています。私自身もその一人ですが、最新の医療を指導、あるいは学ぶため、そして経済事情も理由になります。

1990年代後半、ニューヨークにある当院の麻酔科医の過半数が外国の医学部出身者になったことがあります。主にロシアや東欧からの出稼ぎの医師たちです。これには閉口しました。手術中の緊密なコミュニケーションは、安全な手術の第一歩ですが、英語力がお粗末でした。加えて、医療後進国で学んだので、最新の薬や麻酔法に関する知識もおぼつきません。

米国では国内の医学部卒業生1万8千人に加えて約9千人の〝外人部隊〟が毎年医師としてのトレーニングを始めます。専門医になるために修練プログラムに申し込みますが、人数に上限が設定されているので、実力の無い者は希望通りの進路に進めません。当時、麻酔科は不人気であったために、実力の劣る外国人医師が流入したのです。

米国では医師の進路にも市場原理が働きます。需給バランスで医師の待遇が決まるのです。麻酔科はしばらく不人気だったので、麻酔専門医の供給（量と質）が減り、各病院が麻酔科医獲得のため給与を上げました。その結果、麻酔科医の平均給与は約30％上昇し、待遇に敏感な米国医学生の間で一躍人気の診療科となりました。行政が介入することなく自然と麻酔科専門医不足は解消し、当院での手術も随分しやすくなりました。

一方、日本では勤務医である限り基本的に医師の給与は診療科も、実績も問わず、主に卒業年度など「年功」で決められており、需給バランスが反映されない上、経済的動機付けがありません。さらに、大病院では医師が不足している診療科ほど、所得が低くなるという不思議な現象が起こります。

大学病院などの勤務医は勤務先の給与が低いため、週末や夜間、他の病院でアルバイトをして給与の補塡をしているのが現実です。ところが、医師の数が少なくて忙しい診療科の医師は、アルバイトの時間がとれないのです。従って、いったん、人手不足になると、忙しい―所得が減少―志望者もさらに減る、という悪循環に陥るのです。

現在日本でこうした状況にあるのが産婦人科、麻酔科、小児科で、いずれも欠かすことのできない診療科です。これに対し、一方、脳外科や心臓外科は医師も施設も過剰です。厚生労働省は一部の診療報酬を上げましたが、こうした統制経済的手法には限界があるでしょう。

医療に市場原理を持ち込むことには反発もあるようですが、プラスの面もあります。医師の需給バランスや実績が、待遇にある程度反映されるシステムがあれば、診療科による医師数の偏りのみならず、僻地での医師不足の解消の一助にもなるでしょう。

外科医の目
アメリカから⑥
健康保険会社が「家を売れ」

米国の医療には、日本が見習うべきこともありますが、国民全員が公的な保険で医療を受けることができる皆保険制度は、日本の大変優れた点です。米国には無保険者が4000万人以上います。公的保険は障害者や高齢者に限られ、約6割は株式会社などが運営する民間保険に加入しています。そのことが、悲劇を招くことがあります。

79歳の女性はニューヨークの当院で胸腹部大動脈瘤の手術を受けました。大動脈が膨れ、放置すればやがて破裂し、死にいたる病気です。手術は、胸とお腹を大きく同時に切開するもので、5時間に及びました。

手術はうまくいきましたが、大手術に加え、高齢と持病の肺病で、回復は遅れ入院期間は5週間に及び、介護が必要でしたので介護施設に移りました。その後、肺炎や床ずれのため何度か入退院を繰り返しました。

ある日、娘さんが涙ながらに電話をしてきました。母親が加入していたのは民間保険で、年間の入院日数、介護施設滞在日数に上限が設けてあったそうです。保険会社から、上限を超えたのでその分の費用400万円を請求され、今後はすべて自費になると通知されたのです。

そして、費用が払えないなら自宅を売却するよう指示されました。契約書を探し出し弁護士に見せると、母親のサインとともに、小さな文字でこのことが書かれていましたので、どうしようもありません。

結局、娘さんは両親の家を売却し、老いた父親を引き取り、母親の医療費を工面しましたが母親は手術から4か月後、高額の医療費を使った末に他界しました。父親は妻と家を同時に失ったショックから精神科病院に入院してしまいました。何気なく老夫婦がサインした書類から始まった一家の悲劇でした。

利潤追求が目的の株式会社に健康保険を任せるとこういうことも起こりうるのです。米国は契約社会と言われますが、それには、ルールにのっとっている限りうまく立ち回った人が偉く、うっかりしていた者は愚かとされる面があります。この保険会社の社長の給与は8億円でしたが、その出所は、医療費なのです。

国民に広く薄く負担をもとめる国民皆保険制度や、自己負担額に上限を設けた高額療養費制度は世界に誇る医療保険制度です。日本では、通常の医療を受けていて、その費用が払いきれず、自宅を売らざるを得なくなるようなことは起こりません。

国会で審議中の医療改革法案には、高齢者の負担率を現役並みの所得があれば3割に上げることなどが盛り込まれ、患者負担が増える流れが進んでいるので、不満を持つ人も多いでしょう。また、現行制度にも効率の悪さなど様々な問題はあります。しかし、日本の医療制度の骨格は守っていきたいものだと思います。

外科医の目
アメリカから⑦
賠償額200億円の弊害

最近ニューヨークの裁判所で衝撃的な判決が下されました。赤ちゃんが脳性まひで生まれたのは産科医が帝王切開をせずに自然分娩を強行した医療ミスのためとして、200億円の賠償金を支払えという評決です。

米国では、一般から選ばれた陪審員が賠償額も含めた評決を出すので、原告側の弁護士は、脳性まひの幼児を出廷させ、陪審員の気持ちをゆさぶりました。その結果、このような巨額賠償となりました。

米国は世界に冠たる訴訟大国で、弁護士は日本の50倍もいます。医師は、そのための備えが大変です。血管外科医である私は、毎年約700万円の損害賠償の保険費用を負担しています。これが日本では、わずか6万円ですみます。

米国の総医療費は、日本の7倍の200兆円にのぼります。考えてみれば、医師の損害保険料や、常軌を逸した200億円の賠償金なども、医療費から捻出されるわけですから、米国の医療費が高くなるはずです。

訴訟社会の弊害はそれだけではありません。米国の医師の多くは常に、「裁判になったら」と言うことを念頭に置きながら診療をしています。そのため、不要な帝王切開が横行しているのもひとつの例です。

ニューヨーク市での帝王切開率は1970年代には全出産の5％でしたが、2000年代には30％を超えました。働く女性が多く、帝王切開だと予定が組める、痛くないといったことも理由に挙げられますが、訴訟の影響もあります。

過去20年間に度々、自然分娩での脳性まひが訴訟になってきました。帝王切開がこんなに増えても、ニューヨーク市での脳性まひの発症率がこの30年間全く変わっていませんから、出産形態と脳性まひには因果関係はありません。しかし、医師としては、訴えられる危険はできるだけ避けたいと考えます。

訴訟は、紛争の解決方法として、もちろん有意義なものですが、医療訴訟をめぐる米国の現状は行き過ぎです。

米国には、患者や家族が医療内容に疑問を持った時、専門家が調査をし、問題があれば、行政処分を下す仕組みがあります。ですから、民事訴訟は文字通り損害賠償を求めるために行います。日本でも医療訴訟が増えてきましたが、単に損害賠償を求めるというのではなく、「何があったか明らかにするため」に訴訟に臨むケースが多いと言われています。日本にも米国のようにきちんと行政処分を下す仕組みがあれば、事情は変わってくるのかもしれません。

また、医療被害者がきちっと救済されるためにも、医療者の過失の有無にかかわらず被害者が救済される無過失保障制度の確立や医療過誤を専門とする裁判官の育成が急務です。そうした日本なりの医療事故や医事紛争解決の手段を整え、医療訴訟については、アメリカを反面教師としたいところです。

外科医の目
アメリカから⑧

血管の専門医　日本で育成

ニューヨークの65歳の男性は、かかりつけ医で首の頸動脈の血管雑音を指摘され、当院に紹介されました。超音波検査をすると、動脈硬化で血管が狭くなる頸動脈狭窄症と判明しました。脳梗塞の主な原因のひとつです。

80％以上狭窄していると、年間5％の確率で脳梗塞を起こす危険があるので、症状がなくても「頸動脈内膜摘除術」という予防的な手術か、全身状態が手術に耐えられない場合は切らずに、血管に金網状の筒を入れるステント術が検討されます。

この男性は、手術を選択しました。約1時間の手術で首を約4センチ切開して血管を開き、内側にたまったコレステロールのかたまりを取り除きました。

こうした動脈硬化に伴う血管病の手術とステント術を行うのが、私の専門である血管外科です。米国で外科医として働いて11年になりますが、日米を比べると、消化器や呼吸器病の手術は、日本の方がレベルが高いように見えます。一方、ステント術など血管病治療は、圧倒的に米国優位と言えるでしょう。

例えば、この頸動脈の手術は、米国で年間約20万件も行われているのに対し、日本ではその1％の2000件に満たないのです。脳卒中は両国において死亡原因の第3位なので、治療が必要な患者数にこれほどの差があるとは思えません。

そのほかの血管病には、血管が膨れ、破裂して死に至る大動脈瘤、腎臓の血管が細くなり高血圧や腎不全の原因となり得る腎動脈狭窄症、脚の血管が詰まり歩行時にふくらはぎが痛んだり、壊疽に至ったりする閉塞性動脈硬化症などがあり、主に高齢者の病気です。

年のせいとあきらめないで下さい。別の血管を移植するバイパス手術や、切らずに管を入れて行うカテーテル治療などで脚や腎臓の症状は治すことが可能です。大動脈瘤は、米国では10年前から胸やおなかを切らずに治療するステント術が一般的ですが、日本ではまだ厚生労働省の承認を得た器具がありません。

米国では、ほぼすべての病院に血管外科があります。一方、日本では80の大学医学部のうち血管外科を指導する専門の教室があるのはたった4か所で、多くの施設では「心臓血管外科」の看板の下、脇役扱いです。

高齢化に伴い、血管外科の技術が必要な人が増えるのは間違いありません。日本で治療が受けられず、わざわざ米国の当院まで来た患者さんもいます。

「日本で血管病を専門にする医師を育てたい」。そんな気持ちから、私は東京慈恵医大血管外科教授の職に就き、来月から拠点を東京に移し、診療や教育に当たります。米国で学んだ良いところを日本で実現していくのが、これからの私の仕事です。

構成／浅野恵子
図版作製／クリエイティブメッセンジャー
巻末資料レイアウト／新井千佳子（ＭＯＴＨＥＲ）

大木隆生（おおき たかお）

一九六二年八月一二日生まれ。東京慈恵会医科大学卒。医学博士。米アルバート・アインシュタイン医科大学付属病院血管外科部長および同大外科学教授を経て、東京慈恵会医科大学外科学講座主任教授、統括責任者。Best Doctors in NY、『Newsweek日本版』「米国で認められた日本人一〇人」「世界が尊敬する日本人一〇〇人」、『文藝春秋』「日本の顔」などに選ばれた経歴と多数の特許を有する外科医。高知県観光特使。

集英社新書〇八一七B

医《い》療《りょう》再《さい》生《せい》 日本《にほん》とアメリカの現場《げんば》から

二〇一六年一月二〇日 第一刷発行
二〇二三年六月一三日 第四刷発行

著者……大木隆生《おおきたかお》
発行者……樋口尚也
発行所……株式会社集英社
東京都千代田区一ツ橋二-五-一〇 郵便番号一〇一-八〇五〇
電話 〇三-三二三〇-六三九一（編集部）
〇三-三二三〇-六〇八〇（読者係）
〇三-三二三〇-六三九三（販売部）書店専用

装幀……原 研哉
印刷所……大日本印刷株式会社 凸版印刷株式会社
製本所……加藤製本株式会社
定価はカバーに表示してあります。

ISBN 978-4-08-720817-7 C0236 Printed in Japan

a pilot of wisdom

a pilot of wisdom

集英社新書　好評既刊

日本の犬猫は幸せか　動物保護施設アークの25年
エリザベス・オリバー　0805-B
日本の動物保護活動の草分け的存在の著者が、母国・英国の実態や犬猫殺処分問題の現状と問題点を説く。

孤独病　寂しい日本人の正体
片田珠美　0806-E
現代日本人を悩ます孤独とその寂しさの正体とは何なのか。気鋭の精神科医がその病への処方箋を提示する。

宇宙背景放射「ビッグバン以前」の痕跡を探る
羽澄昌史　0807-G
最先端実験に関わる著者が物理学の基礎から最新の概念までを駆使して、ビッグバン以前の宇宙の謎を探る。

おとなの始末
落合恵子　0809-B
人生の〝かっこいい〟始末のつけ方とは何なのか。死生観や倫理観に対峙しながら、新しい生き方を考える。

性のタブーのない日本
橋本　治　0810-B
性をめぐる日本の高度な文化はいかに生まれたのか？タブーとは異なる「モラル」から紐解く驚愕の文化論。

経済的徴兵制
布施祐仁　0811-A
貧しい若者を戦場に送り込む〝謀略〟は既にはじまっている！「政・官・軍」ぐるみの悪制の裏側に迫る。

ジャーナリストはなぜ「戦場」へ行くのか――取材現場からの自己検証
危険地報道を考えるジャーナリストの会・編　0813-B
政権の報道規制に危機を感じたジャーナリストたちが自己検証を踏まえながら、「戦場取材」の意義を訴える。

消えたイングランド王国
桜井俊彰　0814-D
歴史の狭間に消えゆく故国・「イングランド王国」に命を賭した、アングロサクソン戦士たちの魂の史録。

ヤマザキマリの偏愛ルネサンス美術論
ヤマザキマリ　0815-F
『テルマエ・ロマエ』の作者が、「変人」をキーワードにルネサンスを解読する、ヤマザキ流芸術家列伝！

野生動物カメラマン〈ヴィジュアル版〉
岩合光昭　040-V
数多くの〝奇跡的〟な写真とともに世界的動物写真家が綴る、撮影の舞台裏と野生動物への尽きせぬ想い。

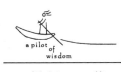